Ana Claudia Domene

Multiple Sklerose und (sehr viel) Vitamin D

Ana Claudia Domene

Multiple Sklerose und (sehr viel) Vitamin D

Meine erfolgreiche Behandlung mit dem Coimbraprotokoll für Autoimmunerkrankungen

riva

Bibliografische Information der Deutschen Nationalbibliothek
Die Deutsche Nationalbibliothek verzeichnet diese Publikation in der Deutschen Nationalbibliografie. Detaillierte bibliografische Daten sind im Internet über https://dnb.de abrufbar.

Für Fragen und Anregungen
info@m-vg.de

Wichtiger Hinweis
Dieses Buch ist für Lernzwecke gedacht. Es stellt keinen Ersatz für eine individuelle medizinische Beratung dar und sollte auch nicht als solcher benutzt werden. Wenn Sie medizinischen Rat einholen wollen, konsultieren Sie bitte einen qualifizierten Arzt. Der Verlag und der Autor haften für keine nachteiligen Auswirkungen, die in einem direkten oder indirekten Zusammenhang mit den Informationen stehen, die in diesem Buch enthalten sind.

Ausschließlich zum Zweck der besseren Lesbarkeit wurde auf eine genderspezifische Schreibweise sowie eine Mehrfachbezeichnung verzichtet. Alle personenbezogenen Bezeichnungen sind somit geschlechtsneutral zu verstehen.

3. Auflage 2024

Türkenstraße 89
80799 München
Tel.: 089 651285-0

Übersetzung: Christina Kiening, Sandra Kupfer
Redaktion: Simone Fischer
Umschlaggestaltung: Laura Osswald
Umschlagabbildung: shutterstock/James Jones Jr
Satz: Carsten Klein, Torgau
Druck: CPI books GmbH, Leck
Printed in Germany

ISBN Print 978-3-7423-0763-7
ISBN E-Book (PDF) 978-3-7453-0347-6
ISBN E-Book (EPUB, Mobi) 978-3-7453-0348-3

Wir produzieren nachhaltig
www.m-vg.de

Weitere Informationen zum Verlag finden Sie unter
www.rivaverlag.de
Beachten Sie auch unsere weiteren Verlage unter www.m-vg.de

Haftungsausschluss der Autorin

Die Gesundheitsinformationen in diesem Buch dienen lediglich der Aufklärung und sind nicht als medizinisches Lehrbuch gedacht. Sie repräsentieren meine Ansicht, basierend auf meiner persönlichen Erfahrung mit Multipler Sklerose und der Vitamin-D-Hochdosis-Behandlung. Ich habe nicht die Absicht, Krankheiten zu diagnostizieren oder zu behandeln; ich möchte Sie informieren und dazu inspirieren, sich mit einem therapeutischen Ansatz zu beschäftigen, der es bereits Tausenden von Menschen weltweit ermöglicht hat, ihre Autoimmunerkrankung in dauerhafter Remission zu halten. Jegliche Gewährleistung oder Haftung wird ausgeschlossen, ebenso die Geltendmachung von Haftungsansprüchen aufgrund von Schäden, die durch die Anwendung der Inhalte dieses Buches direkt oder indirekt entstehen. Das in diesem Buch erörterte Protokoll ist eine medizinische Behandlung, die ausschließlich unter Überwachung eines qualifizierten, im Coimbraprotokoll ausgebildeten und zertifizierten Mediziners oder Vollheilpraktikers ausgeführt werden sollte.

Inhalt

Für alle, die ihren Heilungsprozess in die eigene Hand nehmen und große gesundheitliche Herausforderungen in große persönliche Erfolge verwandeln.

Vorwort

von Christina Kiening

Das Coimbraprotokoll hat weltweit schon über 20 000 Patienten geholfen, ihre Autoimmunerkrankung zum Stillstand zu bringen. Eine davon bin ich und dafür bin ich unendlich dankbar. Als ich im Jahr 2015 im Internet den Blog einer australischen Patientin fand, die wie ich an Multipler Sklerose erkrankt ist, konnte ich nicht glauben, was ich da las: Angeblich sollte diese Behandlung mit Ultrahochdosen von Vitamin D ihre Erkrankung nicht nur in dauerhafte Remission gebracht haben, die im MRT zu sehen ist. Nein, auch die jüngst entstandenen Symptome der letzten zwölf bis vierundzwanzig Monate sollten angeblich vollständig ausgeheilt und aktive Herde im MRT sichtbar kleiner geworden sein. Das Ganze funktioniere bei über 90 Prozent aller Patienten, auch noch nach Jahren schwerer Erkrankung. Ohne Nebenwirkungen. Das klang nun wirklich viel zu schön, um wahr zu sein! Darum legte ich es gedanklich ab unter »wieder so eine angebliche Wunderbehandlung«.

Gott sei Dank war da diese kleine Stimme in meinem Inneren, die sagte: »Und wenn da was dran ist?« Es gibt viele Tausend Seiten Forschung zur immunmodulierenden Wirkung von Vitamin D, die bis in die 1980er-Jahre zurückgeht. Prof. Dr. Cicero G. Coimbra war jedoch der Erste und bisher Einzige, der seit 2002 diese Forschung konsequent in die Behandlungspraxis umsetzte und im neuropathologischen Forschungslabor der Universität São Paulo weiterführte. Jenseits von Interessengruppen aus dem Gesundheitswesen und ohne Zutun von Dr. Coimbra wird sein Behandlungsprotokoll mit Ultrahochdosen Vitamin D vor allem durch glückliche Patienten wie Ana Claudia Domene weltweit weiterverbreitet.

Über den Kontakt zu Ana Claudia erfuhr ich, dass entsprechend qualifizierte Ärzte kostenlos von Dr. Coimbra in der Anwendung seines Protokolls unterwiesen werden. Im Rahmen einer fünftägigen Hospitation in seiner Praxis in São Paulo lehrt er sie, wie Autoimmunerkrankungen mithilfe von Ultrahochdosen Vitamin D zum Stillstand gebracht werden. Unentgeltlich zertifiziert und vernetzt Dr. Coimbra von ihm geschulte Ärzte weltweit, um eine sichere Behandlungsmöglichkeit für Patienten zu gewährleisten. Auf diesem Weg wurde mein eigener Arzt Dr. Kai Reichert aus Gräfelfing bei München der erste zertifizierte Protokollarzt in Deutschland.

Und ich durfte am eigenen Leib erfahren, wie das Coimbraprotokoll sogar einen hochaktiven Verlauf der Multiplen Sklerose in die Schranken weist. Schon nach wenigen Wochen nahm meine Kraft zu, der Schlaf wurde tiefer und erholsamer, erste Symptome zeigten Verbesserung. Bereits nach acht Monaten war die Remission im MRT sichtbar. Und ab da begann tatsächlich ein Rückgang jüngerer Symptome. Heute nehme ich seit knapp zwei Jahren die für mich individuell bestimmte Ultrahochdosis Vitamin D ein. Ich habe seit über eineinhalb Jahren keinen weiteren Schub gehabt, keine neuen Herde, keine weiteren Symptome. Was bemerkenswert ist, war ich doch vormals mit zwei bis drei Schüben pro Jahr und zunehmend bleibender Behinderung als Eskalationspatientin eingestuft. Mein Neurologe riet dringend zur Behandlung mit hochaggressiven pharmakologischen Eskalationstherapien wie Lemtrada, Tysabri oder Gylenia. Heute ist er tief beeindruckt von meiner Genesung und hat zugestimmt, die Behandlung weiterer Protokoll-Patienten neurologisch zu überwachen.

Meine wiedergewonnene Kraft nutze ich nun, um das Coimbraprotokoll auch im deutschsprachigen Raum verfügbar zu machen. Über die Facebook-Gruppe »Gruppe Coimbraprotokoll« wurden seit September 2016 über 6000 Menschen informiert, elf Ärzte aus Deutschland, Österreich und Luxemburg haben sich in Brasilien von Dr. Coimbra ausbilden lassen, circa 1000 Patienten haben bis Ende 2017 die Behandlung begonnen. Neben mir gibt es weitere deutsche Patienten, deren Autoimmunerkrankung bereits nachweislich in Remission gegangen ist. Täglich sind in unserer Facebook-Gruppe neue Erfolgsberichte zu lesen. In einem öffentlichen Blog auf Facebook und auf meiner Homepage www.coimbraprotokoll.de informiere ich über das Coimbraprotokoll und die zertifizierten Ärzte. Die ersten drei deutschen Protokollärzte Dr. Kai Reichert, Dr. Beatrix Schweiger und Johannes Demuth haben mit mir gemeinsam das »Netzwerk Coimbraprotokoll Deutschland« gegründet. Im Februar 2018 werden wir erneut zur Fortbildung nach Brasilien fliegen, um im Auftrag von Dr. Coimbra ab 2019 das Coimbraprotokoll auch in Deutschland zu lehren. Durch eine Kooperation mit Prof. Dr. Jörg Spitz und seiner Stiftung DSGIP konnten wir die Universitätsklinik Charité Berlin gewinnen, um in einer mehrjährigen Verlaufsbeobachtung die Behandlungsergebnisse der deutschen Protokollärzte zu dokumentieren. Wir rechnen mit einem Start des Projektes im dritten Quartal 2018 und ich werde auf Facebook und meiner öffentlichen Homepage www.coimbraprotokoll.de darüber berichten. Wenn Sie vorab mehr erfahren möchten, nehmen Sie bitte Kontakt auf mit der Charité Berlin, Prof. Friedemann Paul oder mit mir unter coimbraprotokoll@web.de.

Nun wünsche ich Ihnen viel Spaß bei der Lektüre dieses Buches und hoffe, dass es Ihr Leben mindestens so positiv verändert wie meines.

Happy Healing!
Ihre Christina Kiening

Einleitung

»Ich recherchierte, so viel ich konnte, und übernahm die Verantwortung für den Umgang mit der Krankheit. Denn wenn du dich nicht um deinen Körper kümmerst, wo sonst willst du dann leben?«

Karen Duff

Wenn Sie dieses Buch zur Hand genommen haben, ist es wahrscheinlich, dass Sie im Prozess der Abklärung sind oder bereits die Diagnose einer Autoimmunerkrankung erhalten haben. Vielleicht folgen Sie auch bereits einem Behandlungsplan und nehmen die Medikamente, die Ihnen Ihr Arzt verschrieben hat. Aber Sie sind immer noch auf der Suche nach einer Lösung, denn seien wir mal ehrlich: In Sachen Autoimmunerkrankungen hat die konventionelle Medizin kläglich versagt.

Im Falle meiner eigenen Erkrankung Multiple Sklerose besteht die aktuelle Leitlinienbehandlung aus starken pharmakologischen Medikamenten. Sie kann den Verlauf meiner Krankheit eventuell oder gar nicht beeinflussen und vielleicht meine Symptome mildern oder diesbezüglich keine Wirkung haben. Aber ganz sicher zerstören diese Arzneimittel mein Leben mit ihrer endlos langen Liste von ernsten Nebenwirkungen. Ich nahm eines dieser Medikamente für knapp zwei Jahre ein, bis ich erkannte, dass es bestenfalls palliativ wirkte; es war weit davon entfernt, eine Lösung für meine Krankheit zu sein.

Mit dem Schreiben dieses Buches möchte ich Ihnen einen einfachen und praktischen Einblick in das Protokoll geben, das für mich zur Lösung geworden ist. Ich werde nicht groß erklären, was Autoimmunerkrankungen sind, auch werde ich nicht weiter auf konventionelle Behandlungsmethoden eingehen, genauso wenig wie auf Diäten oder Stressmanagement. Es gibt großartige Quellen zu jedem der genannten Punkte und ich empfehle Ihnen, entsprechend nachzuforschen, denn es macht einen Unterschied, wenn Sie über Themen, die Ihren Krankheitsverlauf beeinflussen können, ganz aktuell informiert sind. Ich werde kurz auf die vorgenannten Punkte eingehen, sofern sie meine eigene Erfahrung betreffen. Was ich eigentlich mit Ihnen teilen möchte, ist die Behandlung, die ich letztendlich für mich selbst gewählt habe. Ich möchte Sie wissen lassen, wie ich diese Behandlung gefunden habe, und was sie in den letzten acht Jahren seit meiner Diagnose für mich bewirkt hat. Ich möchte Ihnen ermöglichen, diese Behandlung auch zu wählen, wenn Sie das wünschen.

Im Jahr 2002 fiel dem brasilianischen Neurologen Dr. Cicero Galli Coimbra[1] auf, dass Patienten mit einer Autoimmunerkrankung im Vergleich zur durchschnittlichen Bevölkerung deutlich höhere Dosen von Vitamin D benötigten, um ihren Vitamin-D-Spiegel zu erhöhen. Das war der Beginn dessen, was heute als das Coimbraprotokoll bekannt ist.

In diesem Buch teile ich meine Erfahrungen mit dem Coimbraprotokoll. Die Informationen basieren lediglich auf meinem Wissen als Patientin, was jedoch ausreichend sein sollte, um Ihnen eine Vorstellung von diesem Behandlungsplan zu geben und auch Ihrem behandelnden Arzt ein erstes Verständnis zu vermitteln, wenn Sie mit dem Wunsch auf Unterstützung durch die notwendigen Labortests an ihn herantreten. Ich möchte noch einmal betonen: Um diesem Protokoll zu folgen, müssen Sie sich mit einem Arzt in Verbindung setzen, der sachkundig in der Vitamin-D-Hochdosis-Behandlung ist. Dazu finden Sie am Ende dieses Buches auf Seite 131 einen Link zur ständig aktualisierten Liste mit ausgebildeten Ärzten. Natürlich kann Ihr Hausarzt die notwendigen Labortests anordnen, aber Sie müsssen die Behandlung unter Aufsicht eines Therapeuten durchführen, der das Coimbraprotokoll versteht und an den Sie sich im Laufe der Behandlung mit Ihren Fragen zum Verlauf oder zu Ihren persönlichen Untersuchungsergebnissen wenden können.

Ich stamme aus Brasilien, wo Dr. Coimbra praktiziert. Ich bin auch weiterhin Patientin von Dr. Coimbra, obwohl ich seit 20 Jahren in New Mexiko, USA, lebe. Mein Hausarzt hier in Albuquerque ordnet jeweils meine Labortests an, seit ich mit der Einnahme von hohen Vitamin-D-Dosen begonnen habe. Mein Arzt ist ein konventioneller Allgemeinmediziner, der in einem großen staatlichen Krankenhaus arbeitet; trotzdem hat er meine gewählte Behandlung uneingeschränkt unterstützt. Ich glaube, dass viele andere Mediziner dies genauso unterstützen werden.

Zurzeit gibt es Ärzte in Brasilien, Argentinien, Peru, Kanada, den USA, Portugal, Spanien, Italien, Kroatien, Serbien, Rumänien, Polen, Ungarn, Russland, Irland, Deutschland, Österreich und Luxemburg, die das Coimbraprotokoll verschreiben. Durch die steigende Anzahl von Patienten, die vom Coimbraprotokoll erfahren und eine Behandlung damit wünschen, steigt auch das Interesse in der Ärzteschaft, sodass das Coimbraprotokoll immer mehr Patienten mit Autoimmunerkrankungen zur Verfügung steht.

In den Kapiteln 4 bis 6 erzähle ich meine eigene Geschichte, um Ihnen anhand meines praktischen Beispiels zu vermitteln, was Sie bei dieser Behandlung erwartet. Ich erzähle davon, wie häufig ich Labortests durchführen lasse, was meine MRT-Untersuchungen im Laufe der Jahre gezeigt haben, wie die notwendige Ernährung funktioniert und vieles mehr. Ich versuche es kurz und bündig zu halten, denn mir ist klar, dass Sie eigentlich nach einer Antwort suchen auf die Frage: »Könnte dies auch eine Lösung für mich sein?«

Im Kapitel 10 finden Sie Erfahrungsberichte anderer Patienten, die das Coimbraprotokoll befolgen. Während einer meiner Reisen nach São

Paulo hatte ich die Ehre, einige von ihnen persönlich kennenzulernen; andere kenne ich schon seit einiger Zeit durch unsere Facebook-Gruppen. Diese Patienten sind an schubförmig remittierender Multipler Sklerose (RRMS), an primär progredienter Multipler Sklerose (PPMS), an rheumatoider Arthritis, Morbus Crohn, Psoriasis-Arthritis oder Psoriasis (Schuppenflechte) erkrankt. Ich lasse sie in ihren eigenen Worten für sich sprechen.

Während des Lesens der verschiedenen Abschnitte dieses Buches werden Sie bemerken, dass es hier weder darum geht, wie man mit einer schweren Krankheit lebt, noch um eine drastische Änderung des Lebensstils und der Ernährung zum Zwecke der Heilung. Dieser Ratgeber beschreibt einen medizinischen Ansatz, der Ihre Symptome lindern kann, Ihnen hilft, ohne Medikamente zu leben, und Ihre Gesundheit wiederherstellt. Er zeigt, wie leistungsstark die korrekte Behandlung sein kann. Manchmal ist es schwierig zu akzeptieren, dass solche komplexen Erkrankungen so eine einfache Lösung haben können wie die Einnahme von Vitamin D, darum lassen Sie mich eine Geschichte erzählen.

Im Jahr 1595 war die Welt mit einem schwerwiegenden Problem auf Segelschiffen konfrontiert. Viele Matrosen starben ohne ersichtlichen Grund an einer stillen Krankheit. Im Jahr 1601 entschied Kapitän James Lancaster einem Teil seiner Besatzung jeden Tag einen Teelöffel Zitronensaft zu geben. Das Ergebnis war, dass keiner der Matrosen, die Zitronensaft einnahmen, starb. Unter jenen, die keinen Zitronensaft erhielten, betrug die Sterblichkeitsrate 40 Prozent. Vergebens erzählte Kapitän James jedem davon. Im Jahr 1753 veröffentlichte der Schiffsarzt James Lind eine Studie, in der er sechs verschiedene Ansätze zur Behandlung der Krankheit verglich, die mittlerweile identifiziert war und als Skorbut bezeichnet wurde. In dieser Studie kam er zu folgendem Schluss: »Die schnellsten und am deutlichsten sichtbaren Effekte erzielte der Konsum von Orangen und Zitronen.« Trotzdem dachte noch niemand daran, die Verwendung von Zitronen auf Schiffen einzuführen. 1865 wurde schließlich die Einnahme von Zitronen als Präventionsmaßnahme gegen Skorbut empfohlen. Da jedoch die Ärzte nicht verstanden, wie Zitronen diese Krankheit heilen können, wurde diese Maßnahme schnell diskreditiert. In den nächsten 60 Jahren starben viele weitere Menschen an Skorbut - obwohl es eine bekannte Lösung gab, die durch wissenschaftliche Forschung gesichert war. Das Ganze ging bis zum Jahr 1932 so weiter, bis endlich Vitamin C isoliert wurde und Ärzte verstanden, dass Skorbut durch Vitamin-C-Mangel verursacht wird - ein Umstand, der schlicht und einfach mit einem Teelöffel Zitronensaft pro Tag zu beheben ist.

Es gibt heute Tausende von Fachleuten überprüfte wissenschaftliche Studien, die eine Verbindung zwischen dem Vitamin-D-Spiegel und Autoimmunerkrankungen aufzeigen. Hoffen wir einmal, dass es nicht 300 Jahre dauert, bis endlich angemessene Dosen von Vitamin D zur Prävention und Behandlung dieser Erkrankungen empfohlen werden.

Falls Sie sich jetzt fragen, wie gut ich heute mit Multipler Sklerose lebe, kann ich Ihnen ehrlich sagen, dass ich kaum noch merke, MS zu haben, obwohl ich erst mit 40 Jahren diagnostiziert wurde und dies die Wahrscheinlichkeit eines aggressiven Verlaufs erhöht. Das ist auch der Grund, warum ich so leidenschaftlich entschlossen bin, allen Betroffenen mit einer Autoimmunerkrankung von Vitamin D zu erzählen. In den letzten acht Jahren bin ich im Bereich Social Networking sehr aktiv geworden, vor allem in brasilianischen Gruppen und Foren. Nachdem ich nun schon so lange und mit bemerkenswertem Erfolg dem Coimbraprotokoll folge, glaube ich, dass Patienten weltweit von dieser Behandlung wissen sollten.

Da ich schon bald nach Diagnosestellung mit der Vitamin-D-Hochdosis-Behandlung begann, ist mein Leben ganz anders verlaufen, als ich zuvor befürchtet hatte, und ich hoffe, dass die Informationen in diesem Buch Ihnen dasselbe ermöglichen werden.

KAPITEL 1

Vitamin D

»Vitamin D ist Cholecalciferol, ein Hormon. Hormonmangel kann katastrophale Folgen haben.«

Dr. William Davis

Wir denken für gewöhnlich, dass Vitamin D ein Vitamin sei, eine Substanz, die wir mit der Nahrung aufnehmen, genau wie Vitamin C oder Vitamin B_{12}. Es wurde bei seiner Entdeckung zu Beginn des letzten Jahrhunderts, als Wissenschaftler es in Lebertran fanden, als Vitamin bezeichnet. Weil die Forscher bereits Vitamin A, einige der B-Vitamine und Vitamin C identifiziert hatten, dachten sie, dass diese neue Substanz das Vitamin D sei. Doch trotz seines Namens ist Vitamin D nicht wirklich ein Vitamin, und wir können es nicht in ausreichender Menge aus der Nahrung beziehen. Stattdessen produzieren wir Vitamin D durch die Aufnahme von ultraviolettem Licht aus der Sonne in unserer Haut.

Es dauerte ein paar Jahrzehnte, bis die Forscher realisierten, dass es sich bei dieser Substanz tatsächlich um ein Hormon handelt. Im Jahr 1931 erbrachte der deutsche Chemiker Adolf Windaus den Beweis, dass Vitamin D eine ähnliche Struktur aufweist wie Steroidhormone. Jedoch unterscheidet es sich von anderen Hormonen dadurch, dass jedes Gewebe und jede Zelle in unserem Körper einen Vitamin-D-Rezeptor besitzt, während andere Hormone nur jeweils ein spezifisches Organ ansteuern. Heutzutage wird Vitamin D als ein Secosteroid angesehen, eine eigene Substanzklasse, ein biochemischer Schlüssel, der mindestens 229 unserer Gene kontrolliert und Tausende von essenziellen Prozessen in unseren Zellen einschaltet.

Über 25 000 unserer Zellfunktionen hängen von einem optimalen Vitamin-D-Spiegel ab, inklusive der Rolle, die Vitamin D in der Immunmodulation spielt. Wenn der Vitamin-D-Spiegel ausreichend ist, arbeiten unsere Zellen einwandfrei. Doch wenn der Spiegel niedrig ist, fallen viele dieser Funktionen aus.

Eine Studie, die von der Universität Colorado im Jahr 2009 veröffentlicht wurde, wies nach, dass Dreiviertel aller Teenager und Erwachsenen in den USA einen Vitamin-D-Mangel haben. Aufgerüttelt durch diese Studie überprüfte das amerikanische *Institute of Medicine* (IOM) die empfohlene Tagesdosis von 200 bis 600 IE (Internationale Einheiten). Jedoch beschloss das IOM Ende 2010, seine Empfehlung trotz des weitverbreiteten Vitamin-D-Mangels im Land beizubehalten: »Sowohl für Kinder ab einem Jahr oder älter als auch für Heranwachsende, schwangere oder stillende Frauen und Erwachsene ab 70 Jahren wird eine Tagesdosis von 600 IE empfohlen.«[2]

Mittlerweile sagt der weltweit führende Vitamin-D-Forscher Dr. Michael Holick: »Sowohl Teenager als auch Erwachsene können leicht 10 000 IE pro Tag tolerieren, ohne sich über Toxizität sorgen zu müssen.«[3] Dr. John Cannell, der Gründer des Vitamin-D-Gremiums und Autor von zahlreichen durch Fachkollegen geprüften wissenschaftlichen Aufsätzen, stimmt ihm zu: »Sie vermuten vielleicht, dass es toxisch sei«, sagte Dr. Cannell während eines Interviews zur Sicherheit von Vitamin D, »aber Sie können in der medizinischen Literatur nicht einen einzigen Fall in der Weltgeschichte finden, der dies nachweist. Sie können noch nicht mal einen einzigen Fall finden, in dem jemand, der täglich 10 000 IE Vitamin D einnimmt, eine Vitamin-D-Intoxikation aufwies –

egal wie viele Jahre er diese Dosis eingenommen hat. Generell beginnt eine Vitamin-D-Intoxikation erst dann aufzutreten, wenn jemand über mehrere Monate täglich 50 000 IE einnimmt. Und selbst dann sind 50 000 IE pro Tag nicht für jeden Menschen toxisch. Das Auftreten einer Vitamin-D-Intoxikation wurde noch nie bei Blutwerten unter 200 ng/ml dokumentiert.«[4]

Für Dr. Coimbra sind die aktuell von Gesundheitsorganisationen auf der gesamten Welt empfohlenen Mengen nicht ausreichend, um die Mehrheit der Menschen vom Vitamin-D-Mangel zu befreien. »Ich kann ohne Zweifel sagen«, versichert er, »dass für eine gesunde Person 10 000 IE pro Tag keinerlei Risiko darstellen, ganz im Gegenteil. Für jene, die an einer Autoimmunerkrankung leiden, wird diese Dosis teilweise Erleichterung bringen, aber nicht das Problem beseitigen. Es können höhere Dosen angewendet werden, vorausgesetzt, diese Supplementierung geschieht unter ärztlicher Aufsicht.«[5]

KAPITEL 2

Vitamin D und Autoimmunerkrankungen

»Es besteht selten absolute Sicherheit, wenn es darum geht, Entscheidungen zu treffen, egal welcher Art. Hinsichtlich Vitamin D lautet die Frage eher, wie viele Beweise wir noch brauchen, bis wir endlich in die Tat umsetzen, was wir bereits wissen.«

Dr. Reinhold Vieth

Die Aufgabe des Immunsystems ist es, uns vor Krankheiten und Infektionen zu schützen. Alle Zellen haben Rezeptoren auf ihren Membranen, die dem Immunsystem ermöglichen, unsere Zellen als Teil unseres Körpers zu erkennen. Bei einer gesunden Person ist das Immunsystem in der Lage zu unterscheiden, welche Zellen »sicher« sind und welche eine Bedrohung darstellen, wie zum Beispiel Bakterien und Viren. Wenn jedoch das Immunsystem nicht korrekt funktioniert, identifiziert es fälschlicherweise gesundes Gewebe als fremd und greift es an. Autoimmunerkrankungen treten dann auf, wenn das Immunsystem fehlschlägt und der Körper tatsächlich beginnt, sich selbst anzugreifen. Dies kann zu verschiedenen Leiden führen, die unterschiedliche Regionen des Körpers beeinträchtigen.

Nach Schätzungen der AARDA (American Autoimmune Related Diseases Association; deutsch: Amerikanische Gesellschaft für autoimmun bedingte Krankheiten) leben in den USA circa fünfzig Millionen Menschen mit einer Autoimmunerkrankung und die Prävalenz dieser Erkrankungen scheint zu steigen. Die Krankheitsraten entwickeln sich tatsächlich so schnell, dass Autoimmunerkrankungen heute an dritter Stelle der wichtigsten chronischen Krankheiten stehen, direkt hinter kardiovaskulären Erkrankungen und Krebs.

Die Ursache von Autoimmunerkrankungen ist unklar. Bakterien, Viren, Toxine, Nahrungsmittelallergien, Darmentzündungen (wie das sogenannte Leaky-Gut-Syndrom) und der Stress unserer modernen Lebensweise scheinen eine Rolle bei der Auslösung einer Autoimmunreaktion bei Personen zu spielen, die bereits eine genetische Veranlagung zur Entwicklung einer solchen Krankheit haben. In den letzten Jahrzehnten wurde auch ein Vitamin-D-Mangel als mögliche Ursache für die Entstehung und Verschlimmerung von Autoimmunerkrankungen intensiv erforscht.

Die Forschung über die Auswirkungen von Vitamin D auf das Immunsystem begann vor circa 40 Jahren, als Epidemologen die geografische Verteilung von Autoimmunerkrankungen rund um den Globus analysierten. Sie fanden heraus, dass die Häufigkeit von Autoimmunerkrankungen im Verhältnis zur Entfernung vom Äquator proportional zunahm. Orte nahe dem Äquator wiesen eine geringere Prävalenz solcher Erkrankungen auf. Mit der Zeit wurde dies mit der wichtigsten Auswirkung von Sonneneinstrahlung auf unseren Körper in Verbindung gebracht: der Produktion von Vitamin D.

Bis heute sind Tausende von Studien veröffentlicht worden, die den Zusammenhang zwischen Vitamin-D-Mangel und den häufigsten Autoimmunerkrankungen wie Lupus, Rheumatoider Arthritis, Psoriasis, Vitiligo, Multiple Sklerose, Diabetes Typ 1 und anderen aufzeigen.

Lassen Sie uns ein paar Beispiele anschauen. Im Jahr 2009 wurde bei der Jahresversammlung der American Academy of Neurology[6] eine Studie präsentiert, die zeigte, dass hohe Dosen Vitamin D die Schubrate bei Patienten mit Multipler Sklerose dramatisch verringert. Patienten in der Hochdosisgruppe bekamen für die Dauer von sechs Monaten steigende Dosen bis zu einem Maximum von 40 000 IE pro Tag. Danach wurde die Dosis über sechs Monate schrittweise verringert, bis sie durchschnittlich bei täglich 14 000 IE lag. Die Patienten, die im Rahmen der Studie hohe Dosen Vitamin D erhalten hatten, wiesen niedrigere Rezidivraten als die Vergleichsgruppe auf, die geringe Vitamin-D-Dosen eingenommen hatte, und die Aktivität ihrer T-Zellen nahm deutlich ab. Dr. John Hooge, MS-Spezialist der Universität von British Columbia in Vancouver, der nicht an der Studie beteiligt war, sagte: »Das ist eine beindruckende Studie, die zeigt, dass womöglich auch noch höhere Dosen sicher und noch effektiver sind.«[7]

2011 wurde bei einer Studie des Ohio State University Medical Center, an der 209 Patienten mit systemischem Lupus erythematodes (SLE) teilnahmen, festgestellt, dass der größte Teil der Studienteilnehmer einen Vitamin-D-Mangel hatte.[8] Die Autoren der Studie schlossen daraus, dass der Vitamin-D-Spiegel negativ mit der Krankheitsaktivität von Lupus korreliert. Anders gesagt: je mehr Vitamin D im Blut, desto geringer die Krankheitsaktivität und umgekehrt.

Im Jahr 2013 wurde eine Pilotstudie von Dr. Danilo Finamor und Dr. Cicero G. Coimbra veröffentlicht, in der sie den Effekt langfristiger Verabreichung von hohen Dosen Vitamin D auf die klinische Entwicklung von Vitiligo und Psoriasis bewerteten.[9] Bei dieser Studie erhielten neun Patienten mit Psoriasis und sechzehn Patienten mit Vitiligo sechs Monate lang täglich 35 000 IE in Verbindung mit einer kalziumarmen Diät (Vermeidung von Milchprodukten und mit Kalzium angereicherten Nahrungsmitteln) und einer Flüssigkeitszufuhr von mindestens zweieinhalb Litern täglich. Der objektive Zustand der Patienten verbesserte sich signifikant unter der Behandlung, ohne dass Anzeichen von Intoxikation bei einem der 25 Patienten beobachtet wurden, auch bei einem Patienten mit Vitiligo, der einen Serumspiegel von 202,2 ng/ml erreichte.

Die Ergebnisse dieser Studie lassen darauf schließen, dass zumindest für Patienten mit Autoimmunerkrankungen wie Vitiligo und Psoriasis eine Tagesdosis von 35 000 IE Vitamin D eine sichere und effektive Behandlungsweise zur Reduzierung der Krankheitsaktivität ist.

Bis vor Kurzem hatte jedoch noch keine Studie nachgewiesen, dass niedrige Vitamin-D-Spiegel eine direkte Ursache von Autoimmunerkrankungen sein könnten. Das hat sich dank einer wichtigen Studie, die am 25. August 2015 in *PLOS Medicine* veröffentlicht wurde, geändert.[10] In dieser zeigten die Wissenschaftler auf, dass ein genetisch bedingter Vitamin-D-Mangel eine Ursache für Multiple Sklerose sein könnte. Sie wendeten eine Technik namens Mendelsche Randomisierung an, um zu untersuchen, ob es einen Zusammenhang zwischen einem genetisch bedingten niedrigen 25-OH-Vitamin-D-Spiegel und der Prädisposition für Multiple Sklerose gibt. An der Studie des International Multiple Sklerose Genetics Consortium nahmen 14 498 Personen mit Multipler Sklerose und 24 091 Gesunde in der Kontrollgruppe teil. Die Studie kam zu dem Ergebnis, dass ein genetisch bedingter niedriger Spiegel von Vitamin D in deutlichem Zusammenhang mit der Veranlagung, an Multipler Sklerose zu erkranken, steht. Laut Dr. Benjamin Jacobs, der nicht an dieser Studie beteiligt war, »gibt diese Studie wichtige neue Hinweise auf eine Verbindung zwischen Vitamin-D-Mangel und Multipler Sklerose. Die Ergebnisse beweisen, dass ein Baby, das mit den Genen zur Welt kommt, die Vitamin-D-Mangel verursachen, eine doppelt so hohe Wahrscheinlichkeit hat, als Erwachsener an Multipler Sklerose zu erkranken. Das könnte daran liegen, dass Vitamin-D-Mangel Multiple Sklerose verursacht.«[11]

Trotz all dieser wissenschaftlichen Beweise, dass Vitamin D sowohl bei der Entstehung als auch Behandlung von Autoimmunerkrankungen ausschlaggebend ist, ignorieren die meisten Ärzte diese Tatsache weitestgehend und beharren auf der Verschreibung von Tagesdosen zwischen

1000 und 2000 IE für Patienten mit Autoimmunerkrankungen. Glücklicherweise gibt es immer Ausnahmen von der Regel, und einige Ärzte schenken diesen wichtigen medizinischen Entdeckungen Beachtung.

KAPITEL 3

Das Coimbraprotokoll

»Überdies betrachtet die evidenzbasierte Medizin kontrollierte Studien als überflüssig, wenn die heilsamen Effekte offensichtlich sind. Wie können wir Placebos an Patienten mit ernsten Erkrankungen verteilen, nur um die Vorteile einer Behandlung wissenschaftlich nachzuweisen, von der wir bereits wissen, dass sie erfolgreich wirkt?«

Dr. Cicero G. Coimbra

Was ist das Coimbraprotokoll?

Das Coimbraprotokoll ist ein therapeutischer Ansatz zur Behandlung von Autoimmunerkrankungen mithilfe hoher Dosen Vitamin D, um die fehlgeleiteten Attacken des Immunsystems zu stoppen.

Vitamin D ist der wirksamste Immunmodulator in unserem Körper. Wenn der Wert unseres Vitamin-D-Spiegels optimal ist, laufen die grundlegenden Prozesse in unseren Zellen uneingeschränkt ab. Laut Dr. Coimbra haben jedoch fast alle seiner Patienten, die an Autoimmunerkrankungen leiden, eine erhöhte Resistenz gegenüber der Wirkung von Vitamin D. Diese Resistenz ist vermutlich genetisch bedingt und kann zusätzlich durch Faktoren wie Körpergewicht, Body-Mass-Index und Alter beeinflusst werden. Daher benötigen Patienten mit Autoimmunerkrankungen einen höheren Vitamin-D-Spiegel, um die heilsamen Effekte dieses wichtigen Hormons auf all ihre Zellen und ihr Gewebe zu ermöglichen.

Wie fing es an?

Im Jahr 2002 bemerkte Dr. Coimbra, dass die empfohlenen Tagesdosen von 200 bis 600 IE nicht ausreichen, um den Vitamin-D-Spiegel von Patienten mit Multipler Sklerose anzuheben. Er begann mit der Anwendung physiologischer Dosen von 10 000 IE pro Tag, jene Menge, die unser Körper von selbst bildet, wenn er für ein paar Minuten der Sonne ausgesetzt ist. Unter dieser Dosis beobachtete Dr. Coimbra eine bemerkenswerte klinische Verbesserung bei dem Großteil seiner Patienten. Ab diesem Zeitpunkt hob er die Tagesdosen weiter an, immer unter kontinuierlicher Kontrolle durch Labortests, um sicherzustellen, dass die Patienten keine Nebenwirkungen hatten. Durch diese Erhöhung wurden viele der Patienten komplett symptomfrei und zeigten keine Anzeichen ihrer Krankheit mehr.

Im Laufe der folgenden zehn Jahre modifizierten und perfektionierten Dr. Coimbra und sein Team die Behandlung, vor allem im Hinblick auf die verschriebenen Tagesdosen, die ständig höher wurden. Ab 2012 erreichten sie den angestrebten Wirkungsgrad und das Coimbraprotokoll wurde ungefähr zu dem, was es heute ist.

Wie wird das Coimbraprotokoll angewandt?

Das Coimbraprotokoll erfordert hohe Dosen an Vitamin D, die sich im Bereich von 40 000 IE bis 200 000 IE pro Tag bewegen. Für gewöhnlich bleibt die Tagesdosis bei circa 1000 IE pro Kilogramm Körpergewicht. Dies ist jedoch nur die Grundregel, da die Dosen für jeden Patienten im Laufe der Behandlung anhand von Laborergebnissen angepasst werden.

Es gibt Fälle, in denen Patienten eventuell zu Beginn der Behandlung für ein paar Tage eine höhere Einstiegsdosis erhalten. So kann beispielsweise jemand mit starkem Übergewicht eine erhöhte Resistenz gegenüber Vitamin D aufweisen. Laut Dr. Coimbra kann die Gabe höherer Einstiegsdosen zu Beginn der Behandlung das Auftreten von Schüben verhindern, was hilfreich sein kann, da es mindestens zwei Monate dauert, bis ein stabiler Vitamin-D-Spiegel im Blut aufgebaut ist. Vitamin D kann auch die Remyelinisierung kürzlich entstandener MS-Läsionen fördern, was ein weiterer Grund für ein aggressiveres Vorgehen zu Beginn der Behandlung von Patienten mit demyelinisierenden Krankheiten ist, die erst kürzlich einen Krankheitsschub hatten und Gefahr laufen, Behinderungen zu erleiden. Der Arzt wird die Entscheidung treffen, ob ein Patient zu Beginn mit einer höheren Dosis behandelt wird.

Im Behandlungsverlauf kann sich der Vitamin-D-Spiegel zwischen 300 und 4000 ng/ml bewegen. Dies liegt weit über dem von Laboren als normal ausgewiesenen Bereich von 30 bis 100 ng/ml.

Warum brauchen Patienten mit Autoimmunerkrankungen derart hohe Vitamin-D-Spiegel?

Patienten mit Autoimmunerkrankungen brauchen höhere Vitamin-D-Spiegel, da sie eine Resistenz gegen diese Substanz aufweisen. Diese Resistenz hängt eng mit dem zusammen, was als genetische Polymorphismen bezeichnet wird, kleine Mutationen unserer Gene, die weit verbreitet sind. Diese kleinen Mutationen treten spontan auf, werden genetisch vererbt oder durch Umweltfaktoren wie Rauchen, Ernährung, Medikamente oder Drogen ausgelöst.

Damit unser Körper durch den Kontakt mit Sonnenlicht Vitamin D bilden kann, sind viele koordiniert verlaufende Prozesse notwendig, an denen zahlreiche Gene beteiligt sind.

Wenn eine Person Mutationen an einem oder mehreren dieser beteiligten Gene aufweist, wird sie mehr oder weniger gegen die biologischen Effekte von Vitamin D resistent und benötigt höhere Dosen. Aus diesem Grund werden die Tagesdosen individuell vom Arzt bestimmt. Eine Person, die nur an einem der Gene oder nur an einem Punkt des Prozesses eine Mutation aufweist, hat keine so ausgeprägte Resistenz. Hat ein Patient hingegen Mutationen an verschiedenen Punkten des Prozesses, wird er eine höhere Resistenz für die Wirkung von Vitamin D aufweisen.

Was ist der ideale Vitamin-D-Spiegel?

Ein ausreichender Vitamin-D-Spiegel ist individuell verschieden, daher gibt es keinen idealen Vitamin-D-Spiegel. Der Vitamin-D-Spiegel im Serum (Blut) wird anhand des sogenannten 25-OH-D_3-Wert gemessen. Beim Coimbraprotokoll wird die Tagesdosis nicht anhand des Vitamin-D-Spiegels festgelegt. Um zu bestimmen, ob der Vitamin-D-Spiegel und die Tagesdosis angemessen sind, wird der PTH-Wert gemessen – also der des Hormons Parathormon, auch Parathyrin genannt.

Parathormon wird von der Nebenschilddrüse ausgeschüttet. Vitamin D unterdrückt PTH; daher fällt der PTH-Wert, wenn der Vitamin-D-Spiegel steigt. Wenn PTH vollständig unterdrückt wäre, würde Vitamin D seine volle biologische Wirkung entfalten. Da PTH jedoch auch wichtige Funktionen im Körper hat, können wir den Spiegel nicht vollständig absenken, sondern halten ihn lediglich an der untersten Grenze des normalen Referenzwertes oder knapp darunter.

Der PTH-Wert wird zu Beginn der Behandlung und dann regelmäßig im weiteren Verlauf der Behandlung gemessen. Solange der PTH-Spiegel nicht die untere Grenze des Normalbereiches erreicht, wird die tägliche

Vitamin-D-Dosis erhöht, bis der gewünschte PTH-Wert erzielt wurde. Im Laufe der Behandlung ist zu erwarten, dass PTH die untere Grenze des Normalbereichs erreicht und dort stabil bleibt. Sobald dies geschieht, ist die Vitamin-D-Resistenz überwunden, und der Patient beginnt, von den leistungsstarken immunmodulatorischen Effekten auf zellulärer Ebene zu profitieren. Es dauert circa zwei Jahre – ungefähr vier Behandlungstermine –, um die Vitamin-D-Dosis anzupassen. Nach diesem Zeitraum dreht sich die Behandlung im Wesentlichen um die Aufrechterhaltung eines angemessenen PTH-Spiegels und Kalziumwertes sowie der Überwachung weiterer Stoffwechselvorgänge.

Ist das Coimbraprotokoll für jeden geeignet?

Nur ein ausgebildeter Arzt kann entscheiden, ob ein Patient ein guter Kandidat für die Behandlung mit dem Coimbraprotokoll ist. Vor Beginn der Einnahme hoher Dosen Vitamin D sind bestimmte Parameter abzuklären, zum Beispiel das Vorhandensein eventueller Erkrankungen an den Nieren oder der Schilddrüse. Einige wenige Erkrankungen, wie die Sarcoidose, lösen bei Patienten eine ungewöhnliche Sensibilität gegenüber Vitamin D aus. Generell ist das Coimbraprotokoll für die meisten Patienten mit Autoimmunerkrankungen geeignet, aber nur ein gut ausgebildeter Arzt ist in der Lage, Ihren Gesundheitszustand und eventuelle Krankheiten vor Beginn Ihrer Behandlung einzuschätzen.

Wirkt das Coimbraprotokoll auch bei Patienten, die bereits seit vielen Jahren eine Autoimmunerkrankung haben?

Ja. Das wichtigste Ziel bei der Behandlung mit hohen Dosen Vitamin D ist es, die Krankheitsprogression zu stoppen, und das kann auch bei

Patienten erreicht werden, deren Erkrankung sich bereits in einem fortgeschrittenen Stadium befindet. Vitamin D kann auch zu einem gewissen Grad bereits vorhandene Schäden heilen, aber dies geschieht eher bei erst kürzlich entstandenen Schäden, wie beispielsweise demyelinisierten Läsionen der Multiplen Sklerose, die nicht älter als zwei Jahre sind. Die Ergebnisse der Behandlung sind daher, wie bei jeder medizinischen Intervention, umso besser, je früher ein Patient damit beginnt, obwohl er in jedem beliebigen Stadium der Erkrankung von den hohen Dosen Vitamin D profitiert.

Kann das Coimbraprotokoll zusammen mit der konventionellen Therapie durchgeführt werden?

Grundsätzlich ja. Es gibt keine schädlichen Wechselwirkungen zwischen hochdosiertem Vitamin D und konventionellen Medikamenten gegen Autoimmunkrankheiten. Das Problem bei der gleichzeitigen Behandlung ist, dass das Vitamin D dann weniger wirksam sein wird, da die meisten Medikamente, die gegen diese Krankheiten verschrieben werden, Immunsuppressiva sind, also das Immunsystem unterdrücken. Vitamin D hingegen ist ein potenter Immunmodulator und kann der Erhöhung der körpereigenen Abwehr gegen Infektionskrankheiten bei gleichzeitiger Unterdrückung der Autoaggression dienen. Für gewöhnlich stellen die Patienten im Coimbraprotokoll ihre konventionelle Therapie ein, sobald sie sich gut und sicher genug fühlen, dies zu tun.

Gibt es Nebenwirkungen?

Vitamin D fördert die Kalziumabsorption aus dem Darm. Das führt bei der Einnahme von hochdosiertem Vitamin D zu möglichen Nebenwirkungen. So kann es über einen längeren Zeitraum zu einem Überschuss an

Kalzium im Blut (Hyperkalzämie) oder Kalzium im Urin (Hyperkalzurie) kommen. Vermieden werden kann dies durch eine Ernährungsweise frei von Milchprodukten und frei von mit Kalzium angereicherten Produkten. Mit regelmäßigen Labortests sollte überprüft werden, dass die Kalziumspiegel in Blut und Urin unter Kontrolle sind.

Vitamin D hat zudem die Aufgabe, den Knochen Kalzium zuzuführen. In hochdosierter Form kann es den Knochen aber auch Kalzium entziehen. Man nennt das jeweils osteoplastische (Knochen bildende) und osteolytische (Knochen abbauende) Aktivitäten. Um die osteolytische Aktivität zu vermeiden – die Auflösung der Knochenmasse – ist es notwendig, täglich mindestens 30 Minuten routinemäßig Sport oder Physiotherapie durchzuführen, wie zum Beispiel 30 Minuten schnelles Gehen, Muskeltraining oder Vibrationstraining. Sport regt die Produktion von Calcitonin an und bremst die osteolytische Aktivität, sodass der Zuwachs der Knochenmasse stimuliert wird.

Patienten, die im Laufe der Behandlung zu viel sitzen, werden langsam Knochenmasse verlieren. Wer keinen Sport machen kann oder mag, muss eventuell mit der Zeit Medikamente wie Bisphosphonate einnehmen, um eine Osteoporose zu verhindern.

Das sind die möglichen Nebenwirkungen einer dauerhaft hochdosierten Vitamin-D-Therapie. Sie können durch eine kalziumarme Diät und Körpertraining vermieden werden.

Worum geht es bei den notwendigen Labortests?

Die Ärzte werden verschiedene Tests anfordern, die auf die individuelle Situation des einzelnen Patienten abgestimmt sind. Laut Dr. Coimbra sind die wichtigsten Messungen des Protokolls der PTH-Wert und die Sammlung des Urins über 24 Stunden zur Messung der Kalziummenge im Harn. Andere Messungen, die für gewöhnlich angefordert werden, sind die Gesamt- und die ionisierte Kalziummenge, 25-OH-D_3, Vitamin B_{12},

Urea (Harnstoff) und Kreatinin, Albumin, Ferritin, Chrom-Serum, Phosphat-Serum, 24-Stunden-Phosphaturie (Phosphatgehalt im Urin).

Dr. Coimbra empfiehlt, dass die Patienten jährlich eine Knochendichtemessung durchführen lassen sollen und ein eventueller Vitamin-B_{12}-Mangel korrigiert wird.

Wie ernähre ich mich richtig?

Die richtige Ernährung beim Coimbraprotokoll ist sehr einfach. Patienten sollten Milchprodukte wie auch mit Kalzium angereicherte Nahrungsmittel meiden. Zugleich ist die Aufnahme von mindestens zweieinhalb Litern Flüssigkeit täglich zwingend. Die Wassermenge soll helfen, das Kalzium zu verdünnen, das durch den Urin ausgeschieden wird, und somit seine Ablagerung in den Nieren verhindern. Einige andere Nahrungsmittel, die ebenfalls reich an Kalzium sind, sollten nur in Maßen genossen werden, darunter Nüsse und Samen.

In Bezug auf die Ernährung ist meine persönliche Meinung: Wenn Sie wissen wollen, ob Sie sich richtig ernähren, finden Sie das durch die Labortests heraus. Ist Ihr Kalziumwert normal, ist Ihre Ernährung in Ordnung. Wenn er zu nah am oberen Wert liegt, sollten Sie kalziumreiche Nahrungsmittel wie Soja (Tofu, Sojamilch), große Mengen grünes Gemüse (wie beispielsweise in grünen Smoothies), Nüsse und einige Samen meiden.

Andererseits sollte der Kalziumgehalt auch nicht zu niedrig sein. Manchmal halten sich Patienten zu eifrig an die Ernährungsvorschriften und haben am Ende einen niedrigen Kalziumwert im Urin. Sollte das passieren, wird der Arzt Sie auffordern, wieder eine kleine Menge an kalziumreichen Nahrungsmitteln in Ihren Ernährungsplan aufzunehmen.

Werden neben Vitamin D andere Nahrungsergänzungsmittel empfohlen?

Laut Dr. Coimbra ist Vitamin D zu 90 bis 95 Prozent für den Behandlungserfolg verantwortlich. Trotzdem verschreiben Ärzte zusätzlich andere Nahrungsergänzungsmittel zur Unterstützung eines optimalen Stoffwechsels und der Funktion des Immunsystems. Die Liste der Nahrungsergänzungsmittel und ihre entsprechenden Dosierungen variieren von Patient zu Patient. Die am häufigsten verschriebenen sind ein Vitamin-B-Komplex, Riboflavin, Folat, Vitamin B_{12}, Omega 3, Magnesium, Cholin, Zink, Selen und Chrom.

Kann jeder das Coimbraprotokoll durchführen?

Die überwiegende Mehrheit der Patienten erlebt wenige Monate nach Beginn der Therapie mit hochdosiertem Vitamin D eine komplette Remission. Je nach Dauer der Erkrankung und Vorhandensein irreversibler Schäden am Gewebe wird eine kleine Anzahl von Patienten nur einen Teilrückgang ihrer Symptome erfahren. Nur sehr wenige spüren gar keine Besserung. Einige bekannte Faktoren, die einen möglichen Erfolg des Coimbraprotokolls verhindern können:

- Rauchen, Drogen- oder starker Alkoholkonsum stören den Vitamin-D-Stoffwechsel.
- Extrem heiße Wannenbäder, heiße Whirlpools oder regelmäßiges Saunieren können sich nachteilig auf die Behandlung auswirken. Der Körper wird diesen Temperaturanstieg eventuell als Fieber interpretieren und das Immunsystem stark aktivieren.
- Depressionen, Angst und emotionaler Stress können die hilfreiche Wirkung von Vitamin D behindern, wenn sie unbehandelt bleiben. Alle emotionalen Belastungen sollten angesprochen und gründlich therapiert werden.

- Das Auftreten wiederholter Infektionen hält das Immunsystem tendenziell in einem Zustand von »Daueraggression«, was die Wirksamkeit von Vitamin D beschränken kann. Daher müssen Coimbraprotokoll-Patienten auf jeden Fall chronische Infekte ausheilen.

Bringt das Coimbraprotokoll Heilung von Autoimmunerkrankungen?

Aktuell gibt es keine Heilung für Autoimmunerkrankungen. Das Coimbraprotokoll ist eine medizinische Behandlung, die bei korrekter Anwendung in der Lage ist, Autoimmunerkrankungen dauerhaft in Remission zu halten.

Dr. Coimbra wurde gefragt, ob Patienten eines Tages aufhören könnten, ultrahohe Dosen Vitamin D zu nehmen, oder ob sie zumindest die Dosis reduzieren könnten, sobald ihre Erkrankung über mehrere Jahre inaktiv war. Seine Antwort lautet: Möglicherweise ja, aber er weiß es nicht. Bisher hat kein Patient das Verlangen gehabt, seine Dosis zu verringern und damit eine erneute Krankheitsaktivität zu riskieren.

Was meine persönlichen Erfahrungen mit Multipler Sklerose angeht, sehe ich das Coimbraprotokoll als die medizinische Behandlung, der ich folge, nicht als eine Heilung. Der Unterschied zwischen der Vitamin-D-Ultrahochdosistherapie und konventionellen Therapien ist, dass Vitamin D unendlich viel effektiver neue Schübe verhindert und die Krankheitsprogression komplett stoppt, während es sehr viel sicherer ist und deutlich geringere Nebenwirkungen hat. Die wenigen Nebenwirkungen dieser Therapie können einfach verhindert werden, was bei konventionellen Therapien meist unmöglich ist. Es ist ganz egal, wie man sich ernährt oder wie viel Sport man betreibt: Die Nebenwirkungen konventioneller pharmakologischer Therapien, die üblicherweise gegen Multiple Sklerose verschrieben werden, kann man damit nicht abwenden.

Auch wenn ich seit mittlerweile zehn Jahren mit dem Coimbraprotokoll behandelt werde, habe ich doch immer noch Multiple Sklerose. Wahrscheinlich werde ich sie lebenslang haben. Aber heute ist Multiple Sklerose für mich eine deutlich weniger beängstigende chronische Krankheit, so ähnlich wie Diabetes oder Bluthochdruck. Solange ich meine sehr effektive Medizin – Vitamin D – einnehme, bleibt die Krankheit inaktiv.

Ich hoffe, ich konnte Ihnen eine grobe Vorstellung davon vermitteln, wie das Coimbraprotokoll funktioniert und warum die Behandlung mit der Vitamin-D-Ultrahochdosistherapie ganz andere Resultate bringt als die gängige Vitamin-D-Supplementierung.

Bitte denken Sie immer daran, dass die Behandlung ausschließlich von einem geschulten und für das Coimbraprotokoll zertifizierten Mediziner durchgeführt werden sollte. Wenn das Protokoll nicht korrekt und kontrolliert angewandt wird, können Tagesdosen jenseits der 10 000 IE fatale Komplikationen wie irreversible Schäden an den Nieren verursachen. Sie finden eine Liste mit zertifizierten Therapeuten im Internet, Adresse siehe Anhang. Für den deutschsprachigen Raum können Sie diese auch unter www.coimbraprotokoll.de einsehen.

KAPITEL 4

Meine Diagnose

»Ein Vitamin-D-Mangel ist quasi die Voraussetzung für das Entstehen jeglicher Autoimmunerkrankungen.«

Dr. Cicero G. Coimbra

Anfang 2008 wachte ich eines Morgens mit einem leichten Kribbeln in meinen Füßen auf. Ich dachte mir, dass ich am Vortag vielleicht zu viel trainiert hatte und dies irgendeine Reaktion darauf war. Aber im Laufe des Tages kletterte das Kribbeln weiter mein Bein hinauf, und als ich von der Arbeit nach Hause ging, fühlte ich es vom Hals abwärts im ganzen Körper.

So begann meine Geschichte mit Multipler Sklerose. Ich verbrachte die folgenden Wochen damit, einen Test nach dem anderen durchführen zu lassen und verschiedene Spezialisten aufzusuchen, die CT-Untersuchungen, Blutbilder, MRTs und schließlich eine Lumbalpunktion anordneten. Während dieser Zeit wurden meine Symptome deutlich schlimmer. Als ich zum ersten Mal den Begriff Multiple Sklerose hörte, spürte ich bereits Kribbeln und Taubheit in verschiedenen Bereichen meines Körpers, ich konnte meinen linken Arm nicht mehr kontrollieren, in meinem linken Bein hatte sich eine Schwäche entwickelt und ich war so müde, dass ich bereits nach ein paar Minuten Stehen schon erschöpft war.

Die Lumbalpunktion ergab einen positiven Befund auf oligoklonale Banden – Proteine im Liquor des Rückenmarks –, und damit erhielt ich die Diagnose Multiple Sklerose. Es mag komisch klingen, aber meine erste Reaktion war Erleichterung. Ich wusste, dass irgendetwas gar nicht in Ordnung mit mir war, und einige der Möglichkeiten, die die Ärzte untersuchten, waren noch beängstigender als Multiple Sklerose. Außerdem hatte ich in den vergangenen Wochen zahlreiche Nachforschungen hinsichtlich möglicher Krankheiten, die meine Probleme verursacht haben könnten, angestellt. Dabei hatte ich den Eindruck gewonnen, dass manche Autoimmunkrankheiten besser kontrollierbar zu sein scheinen, wenn Patienten bestimmte Ernährungsrichlinien befolgen, regelmäßig Sport treiben und einen gesunden Lebensstil pflegen. Diese Punkte erschienen mir schlüssig und ich wusste, ich könnte meinen Lebensstil ändern, wenn es nötig wäre. Daher fühlte ich mich etwas erleichtert, als die Neurologin sagte, dass ich Multiple Sklerose hatte.

Dennoch hielt die Erleichterung nur kurz an, da die Ärztin mir direkt die möglichen Behandlungen erklärte. Ich hatte vier Optionen, alle waren injizierbare Medikamente. Drei gehörten zur Kategorie der Interferone, und die vierte war ein Immunmodulator namens Copaxone. Scheinbar hatten sie alle eine ähnliche Wirkrate, aber Copaxone sollte weniger Nebenwirkungen haben. Die Ärztin meinte, in meinem Fall würde sie daher Copaxone empfehlen.

Wie effektiv war Copaxone? Es sollte die Anzahl der Schübe um 30 Prozent verringern und eventuell sollte es das Fortschreiten der Krankheit verlangsamen können – oder auch nicht. Das erschien mit nicht sehr effektiv, aber da die Ärztin sagte, die Nebenwirkungen wären nicht so schlimm, dachte ich, es kann nicht schaden, wenn ich es nehme. Als ich nach Hause kam, las ich den Beipackzettel mit den Nebenwirkungen: Schmerzen in der Brust, starker Ausschlag oder Hautirritationen, Schwindel, Schwitzen, Atemprobleme, Herzklopfen, Flattern in der Brust, Schwäche, Rückenschmerzen, Anschwellen der Hände oder Füße, Fieber, Schüttelfrost, Schmerzen im Körper, grippeähnliche Symptome, Doppelbilder und vieles mehr.

Zu der Zeit versuchte ich wirklich positiv zu denken, aber ich begann mich zu fragen, wie dieses Medikament mir nützen sollte. Es schien so viel mehr Nachtteile als Vorteile zu haben. Zu viele Nebenwirkungen – lang- oder kurzfristige – für zu wenig Nutzen. Trotzdem hatte ich damals weder das Wissen noch das Selbstvertrauen, eine konventionelle Behandlung abzulehnen. Soweit ich wusste, war das meine beste Option.

Ich begann, Copaxone zu nehmen, wusste aber intuitiv, dass es einen besseren Weg geben musste. Bei meiner Suche nach alternativen Behandlungen fand ich viele Berichte von Patienten, die sich für andere Methoden entschieden hatten; gewöhnlich Ernährungsumstellungen und Vitamin-Supplementierungen. Diese Ansätze folgten dem Prinzip, mit den Selbstheilungskräften des Körpers zu arbeiten statt sie durch Medikamente zu behindern. Ich war nicht sicher, ob das genug sein würde, um Multiple Sklerose komplett zu stoppen, aber ich war entschlossen es zu versuchen.

Eine der Webseiten, die mir sehr geholfen haben, war die Seite der MS-Stiftung von Ashton Embry, Direct-MS (www.direct-ms.org). Ich beschloss, die von ihnen empfohlene Ernährungsumstellung durchzuführen, die »Best Bet Diet«, die empfiehlt, Produkte wie Milchprodukte, Bohnen, Soja, Zucker, Gluten und andere zu vermeiden und diverse Nahrungsergänzungsmittel einzunehmen. Die Direct-MS-Website enthielt zudem viele wissenschaftliche Referenzen – ein Forschungsgebiet, das sofort meine Aufmerksamkeit erregte, war der mögliche Zusammenhang zwischen Vitamin D und Multipler Sklerose. Innerhalb weniger Wochen hatte ich dutzende Studien zu dem Thema gelesen. Vitamin D war eines der Nahrungsergänzungsmittel, das in der »Best Bet Diet« empfohlen wurde, und ich begann die empfohlene Dosis von 5000 IE pro Tag einzunehmen.

In einigen MS-Foren traf ich Patienten, die ihre Dosis auf 10 000 IE pro Tag erhöht hatten und eine starke Verbesserung ihrer Symptome feststellten. Ich überlegte, ob ich das auch tun sollte, aber wie so oft im Leben fügt sich alles von selbst, wenn man auf dem richtigen Weg ist. Eines späten Nachmittags rief mich Cristiane an, eine sehr gute Freundin aus Brasilien, um zu fragen, ob ich mittlerweile eine Diagnose hätte. Sie wusste, dass es mir nicht gut ging, aber sie wusste noch nicht, dass ich Multiple Sklerose hatte. Ich erzählte ihr, dass ich inzwischen herausgefunden hatte, was mir fehlte und dass sie sich keine Sorgen machen sollte, dass es zwar ernst klingen, es aber heutzutage neue und großartige Behandlungen dafür geben würde.

»Sag mir einfach, was es ist, Ana.« Sie war noch nie der geduldige Typ.

»Multiple Sklerose.«

»Multiple Sklerose?«

»Ja.«

»Ah, keine Sorge, dir geht es bald wieder gut.«

Sie war so gelassen, dass ich sicher war, sie hätte eine andere Krankheit im Kopf, aber ich stimmte zu. »Ja, Cris. Es gibt viele neue Therapien.«

»Nein, nein, nein. Weißt du, wer noch Multiple Sklerose hat? Isabel.« Isabel war eine gemeinsame Freundin von uns. Ich hatte keine Ahnung, dass sie Multiple Sklerose hatte. »Isabel hat seit Jahren MS. Sie nimmt einige Vitamine und es geht ihr großartig.«

Da ich selbst auch Vitamine nahm und insbesondere an Vitamin D interessiert war, wurde ich sofort hellhörig. Ich sagte ihr, dass ich meine Ernährung umgestellt hatte und auch Vitamine nahm.

»Das ist etwas anderes, Ana. Es gibt einen Arzt in São Paulo, der MS mit Vitaminen behandelt, aber nicht in regulären Dosen. Hohe Dosen. Isabel ist seit vielen Jahren seine Patientin. Seit sie mit der Behandlung begonnen hat, hat sie vergessen, dass sie MS hat.«

»Das klingt wunderbar, Cris. Ich werde mit Isabel reden.«

»Sprich mit ihr und komm nach Brasilien. Und mach dir wegen der Krankheit keine Sorgen mehr, es wird bald wieder alles in Ordnung sein.«

KAPITEL 5

Die Behandlung

»Als wir die Behandlung mit Vitamin D begannen und herausfanden, dass es wirkt, trafen wir eine lebensverändernde Entscheidung. Wir ließen die akademische Lehrmeinung hinter uns – wo es nur um Medikamente hier, Medikamente dort, Einführungen von neuen Medikamenten, Tests neuer Medikamente und vermeintlich zufriedenstellende Erfolge geht. Wir schoben das alles von uns und dachten ausschließlich im Interesse des Patienten, der hier war, in unserer Praxis, in diesem Moment.«

Dr. Cicero G. Coimbra

Ich sprach im August 2008 mit Isabel. Sie war vier Jahre zuvor mit Multipler Sklerose diagnostiziert worden und hatte sechs Monate lang Avonex genommen, eines der Interferone, die bei Multipler Sklerose verschrieben werden. Die Injektionen verursachten schwere Nebenwirkungen und sie hatte das Gefühl, langsam ihre Lebensqualität zu verlieren. Nachdem sie sechs Monate lang Avonex gespritzt bekommen hatte, forderte ihre Ärztin ein MRT an und stellte fest, dass sie neue Läsionen im Kopf hatte. Isabel fühlte sich verloren und wusste nicht, ob sie das Medikament weiter nehmen und die Nebenwirkungen ertragen sollte, wenn es scheinbar nicht wirkte. Zu dieser Zeit erzählte ihr Apotheker ihr von Dr. Cicero Coimbra und seiner Behandlung mit hohen Dosen Vitamin D. Das faszninierte sie und sie vereinbarte einen Termin mit ihm. Fast unmittelbar nach Beginn der Behandlung fühlte Isabel sich besser. Ihre Ermüdungserscheinungen waren nach ein paar Monaten verschwunden, andere Symptome der Krankheit folgten bald. Sie beendete die Einnahme von Avonex und hatte das Gefühl, ihr Leben zurückzubekommen. Nachdem sie ein Jahr Vitamin D genommen hatte, ließ sie neue MRT-Untersuchungen durchführen, die keine Krankheitsaktivität und keine neuen Läsionen mehr zeigten. Fast vier Jahre später hatte sich daran immer noch nichts geändert. Sie fühlte sich großartig.

Es ist nun zwölf Jahre her, seit Isabel mit der Behandlung mit hochdosiertem Vitamin D begonnen hat. Seitdem verspürte sie weder ein weiteres Aufflackern der Symptome noch irgendwelche Nebenwirkungen, die durch Vitamin D hervorgerufen wurden, und sie fühlt sich mittlerweile komplett gesund. Heute ist Isabel 45 Jahre alt, ein Alter, in dem Multiple Sklerose dazu tendiert, aggressiv zu werden, besonders wenn man es wie sie seit zwölf Jahren hat. Trotzdem sagt Isabel, dass sie absolut nichts in Bezug auf die Krankheit spürt.

Als ich damals 2008 mit Isabel sprach, sagte sie mir, sie würde Dr. Coimbra in einigen Wochen sehen und dass sie ihm von meinem Fall erzählen würde. Ich war nicht sicher, ob ich in der Lage sein würde, für einen Termin nach Brasilien zu reisen, aber ich bat sie, ihm mitzuteilen, dass ich bereits 5000 IE pro Tag nehmen würde. Isabel sagte mir, dass sie täglich 25 000 IE einnimmt.

Sie sprach mit Dr. Coimbra über mich, und er empfahl, dass ich die erforderlichen Labortests durch einen Arzt durchführen lassen sollte und danach mit 15 000 IE täglich beginnen könnte. Das ist eine sehr sichere Dosis, da unser Körper diese Menge produziert, wenn wir 20 Minuten in der Sonne bleiben. Weiterhin meinte er, dass ich vorsichthalber Milchprodukte und mit Kalzium angereicherte Lebensmittel vermeiden solle.

Ich war begeistert. Ich habe mich selbst immer als sehr intuitive Person gesehen und seit den ersten Tagen meiner Diagnose hat nichts so sehr meine Aufmerksamkeit erregt wie Vitamin D. Ich hatte die Hoffnung, dass die höhere Dosis meine Symptome, die selbst nach drei Monaten mit der Best Bet Diet und Copaxone noch sehr heftig waren, lindern würde.

Tatsächlich waren meine Symptome deutlich schlimmer geworden. Rückblickend wurde mir klar, dass ich wahrscheinlich einen zweiten Schub zwischen dem Zeitpunkt der Diagnosestellung und dem Beginn der Behandlung hatte. Als ich mehr über Multiple Sklerose las, fand ich heraus, dass ich alle Faktoren für ein erhöhtes Risiko eines schwereren, aggressiveren Verlaufs der Krankheit erfüllte: Ich war 40 Jahre alt, meine ersten Symptome betrafen mehr als einen Bereich des Körpers und mein erster Schub beeinträchtigte meine motorischen Fähigkeiten. Aber ich musste nicht erst etwas über Multiple Sklerose lesen, um zu wissen, dass mein Verlauf aggressiv war. Ich wollte verzweifelt etwas finden, das die Krankheit zumindest beruhigen würde. Dass ich einen Arzt fand, der bereits Vitamin D in hohen Dosen verschrieb, bestätigte mich darin, dass meine Instinkte womöglich richtig gewesen waren und ich die Lösung gefunden hatte, nach der ich gesucht hatte.

Ich ging zu meinem Hausarzt und erzählte ihm von meinen Plänen, meine Dosis auf 15 000 IE pro Tag zu erhöhen. Für den Fall, dass er nicht zustimmen würde, meine Werte zu untersuchen, hatte ich bereits beschlossen, nach einem Naturheilpraktiker oder Arzt für funktionelle Medizin zu suchen, die in der Regel offener für unkonventionelle Therapien sind. Entgegen meiner Befürchtung stimmte er aber sofort zu. Er schien viel über Vitamin D zu wissen und erschien nicht besorgt, dass die Dosis zu hoch sein könnte. Solange die Kontrollen keine Nebenwirkungen anzeigten, würde er mich bei der Behandlung unterstützen. Jetzt war ich wirklich erleichtert.

Dieser Arzt verdient meinen tiefsten Respekt und Dank. Er führt noch immer alle sechs Monate sämtliche notwendigen Labortests durch und bei jedem meiner Termine freut er sich über meine anhaltend gute Gesundheit. Die Welt braucht mehr Ärzte wie ihn, die offen dafür sind, ihren Patienten zuzuhören und offen für neue Wege im Umgang mit Krankheiten, insbesondere mit solchen, für die es keine effektiven Behandlungsmethoden in der konventionellen Medizin gibt.

Ich verließ die Praxis, ging nach Hause und begann mit meiner täglichen Dosis von 15 000 IE. Ich nahm auch weiter Copaxone und folgte der Best Bet Diet.

Vitamin D enttäuschte mich nicht. Die Besserungen stellten sich erst langsam ein, aber innerhalb der ersten Wochen wurden die Symptome nicht schlimmer. Nach etwa drei bis vier Monaten begann meine extreme Müdigkeit nachzulassen, und ich konnte wieder etwas im Haushalt machen, ohne komplett erschöpft zu sein.

Nach sechs Monaten wurden meine Laborwerte das erste Mal wieder bestimmt und alles war normal. Der einzige Wert außerhalb des Normbereiches war 25-OH-D_3, welcher 130 ng/ml betrug. Die festgelegte Höchstgrenze ist 100 ng/ml. Aber dieses Ergebnis war wie erwartet, da ich wusste, dass der Wert für Vitamin D deutlich ansteigt, wenn man dem Coimbraprotokoll folgt.

Nach sieben Monaten waren die Veränderungen richtig spürbar. Mein rechter Arm war weniger schwerfällig, ich konnte meine Schuhe zubinden und ein Glas Wasser halten, ohne etwas zu verschütten, mein Bein fühlte sich nicht mehr so schwach an und das Kribbeln in meinen Beinen verschwand ebenso wie das Kribbeln in Rumpf und Armen. Es dauerte sieben Monate, bis diese Besserungen einsetzten, und dann ging der weitere Fortschritt sehr schnell. Neun Monate nach der Dosiserhöhung fühlte ich mich fast wieder normal. Die einzige Erinnerung daran, dass ich MS hatte, war ein konstantes Kribbeln in meiner rechten Hand und in meinen linken Fingern, beides ist bis heute nicht verschwunden. Ich spürte die Veränderungen sehr deutlich und war überglücklich. Jetzt blieb nur noch, ängstlich abzuwarten, was die MRT-Aufnahmen ergeben würden.

Während dieser Monate versuchte ich auch mit einer schweren Angst klarzukommen, die wahrscheinlich physische Ursachen durch die Krankheit selbst hatte oder emotional bedingt war und durch den Stress meiner Krankheitssituation ausgelöst worden war. Mein Hausarzt verschrieb mir ein Antidepressivum, aber ich hatte nicht das Gefühl, dass dies ausreichte. Also beschloss ich, einen Therapeuten zu suchen und fand einen wundervollen, hilfreichen Psychoanalytiker, den ich in den folgenden zwei Jahren einmal pro Woche aufsuchte.

Dadurch bekam ich meine Angst in den Griff und kann im Nachhinein sagen, dass es eine der besten Entscheidungen meines Lebens war. Ich gewann an Selbsterkenntnis und wuchs, lernte und veränderte mich. Die Angst vor der Krankheit wurde weniger und ich glaube, es war ein wichtiger Schritt auf dem Weg zur Heilung.

Etwas anderes, das mir in diesen ersten Monaten half, war Akupunktur. Sie linderte einige meiner Symptome und verbesserte meinen Schlaf, was meiner Gesundheit generell sehr zuträglich war. Ich bemühte mich auch wieder, Sport zu machen, wenn auch nur ein paar Minuten am Tag. Ich war entschlossen, alles in meiner Macht Stehende zu tun, um körperlich und emotional gesunder zu werden.

Nach dem ersten Jahr der Behandlung mit Vitamin D ging ich wieder zu meiner Neurologin und sie ordnete MRTs für Wirbelsäule und Kopf an. Sie war hinsichtlich meines Experimentes mit Vitamin D nicht so enthusiastisch wie mein Hausarzt, aber sie sagte, solange ich bei Copaxone blieb und die Ergebnisse der klinischen Untersuchungen in Ordnung seien, müsse ich nicht damit aufhören. Ich erinnere mich an eine Situation, als sie anbot, die für das Coimbraprotokoll notwenigen Untersuchungen durchzuführen, was die ganze Klinik in Aufruhr versetzte, da niemand wusste, wie man den 24-Stunden-Urin-Kalzium-Test anforderte. Der Code dafür war nicht in ihren Computern zu finden, daher versuchten einige Schwestern und Ärzte herauszufinden, wie man den Test anfragt. Es dauerte etwa 20 Minuten, aber am Ende konnte die

Untersuchung angefordert werden. Ich weiß, dass ich extrem viel Glück mit meinen konventionellen Ärzten hatte, und ich lege großen Wert darauf, ihnen dafür zu danken, wann immer ich sie treffe.

Im Dezember 2009 wurden die ersten MRTs seit meiner Diagnose durchgeführt. Ich hatte seit etwa 16 Monaten hochdosiertes Vitamin D eingenommen. Nach den Untersuchungen hatte meine Neurologin gute Neuigkeiten für mich. Es gab gar keine Krankheitsaktivität. Das MRT meines Kopfes zeigte fünf oder sechs Läsionen, die gleichen wie beim letzten Mal. Im letzten MRT meiner Halswirbelsäule waren zwei Läsionen zu sehen gewesen, eine große zwischen C2 und C3, die 1,6 Zentimeter lang war, und eine kleinere auf C4. Die große Läsion war immer noch da, unverändert, aber die kleinere war komplett verschwunden. Ich war begeistert. Ich umarmte meine Ärztin. An ihrer Wand bemerkte ich einen wissenschaftlichen Artikel, den ich bei meinem vorherigen Besuchen noch nicht gesehen hatte, eine neuere Studie über Vitamin D und Multiple Sklerose. Als ich ihre Praxis verließ, war mir nach Feiern zu Mute.

Ende des Jahres 2009 ging es mir gut. Meine Symptome hatten sich deutlich gebessert, die MRTs zeigten fantastische Neuigkeiten, ich ging zur Psychotherapie und Akupunktur und ich machte wieder Sport. Ich trat auch zwei Online-Gruppen bei, deren Mitglieder größtenteils Patienten von Dr. Coimbra waren. Durch sie lernte ich viel über seine Behandlungsmethode. In diesen Gruppen fand ich Dutzende von ermutigenden Geschichten, inklusive Fällen, in denen Patienten sehr krank in der Klinik von Dr. Coimbra ankamen. Viele von ihnen kämpften seit zig Jahren mit der Krankheit und bei einigen von ihnen zeigten die üblichen Medikamente gar keine Wirkung mehr. Dank der Vitamin-D-Behandlung erholten sie sich, fühlten sich besser und in den meisten Fällen wurde das Fortschreiten der Krankheit gestoppt.

Ich las, dass solche Patienten täglich zwischen 20 000 IE und 40 000 IE nahmen. Da ich gerade das zweite Mal die Laborwerte hatte kontrollieren lassen und alles in Ordnung war, meine Kalziumwerte im

Normbereich lagen und ich schon einen Termin mit Dr. Coimbra vereinbart hatte und ihn in sechs Monaten sehen würde, beschloss ich, meine tägliche Dosis auf 20 000 IE zu erhöhen.

Ich begann daran zu glauben, dass Multiple Sklerose – meine chronische, unheilbare, fortschreitende Krankheit – etwas sein könnte, dass ich letztlich doch besiegen könnte.

Anfang des Jahres 2010 fühlte ich mich so gut, dass ich entschied, die Best Bet Diet zu lockern. Nach und nach erweiterte ich meinen Speiseplan wieder um Bohnen und Hülsenfrüchte und gelegentlich war sogar wieder Gluten dabei. Da es mir nicht schlechter ging, nahm ich die Essgewohnheiten wieder auf, die ich vor der Multiplen Sklerose hatte, außer dass ich weiterhin alle Milchprodukte und mit Kalzium angereicherte Lebensmittel mied.

Im Juni 2010 wurden meine Werte zum dritten Mal kontrolliert, um die Ergebnisse im folgenden Monat zum Termin bei Dr. Coimbra mitzunehmen. Im Juli brach ich in meinen langersehnten Sommerurlaub in Brasilien auf, voller Vorfeude, meine Familie und Freunde zu sehen und den Arzt zu treffen, der mein Leben veränderm sollte.

Mein Termin mit Dr. Coimbra dauerte drei Stunden. Ich bewundere diesen Arzt zutiefst für seine wissenschaftliche Brillanz und dafür, dass er so ein wundervoller Mensch ist. Ich habe nur wenige Menschen getroffen, die sich so für andere engagieren, wie es Dr. Coimbra für das Wohlergehen seiner Patienten tut. Während meines Termins erklärte er mir ausführlich, warum es mir durch Vitamin D besser geht und warum es so wirksam in der Behandlung von Autoimmunkrankheiten ist. Er stellte Fragen, ging auf meine Zweifel ein und entschied, dass ich in Hinblick auf die Ernährung und Kontrolle der Laborwerte alles richtig mache. Er sagte, ich solle die Dosis auf 25 000 IE pro Tag erhöhen.

Ich verließ die Klinik sehr zuversichtlich in dem Glauben, die Behandlung gefunden zu haben, die mich in den kommenden Jahren gesund halten würde.

Nach einem tollen Urlaub an den wunderschönen Stränden meines Heimatlandes flog ich zurück in die USA und begann, täglich 25 000 IE zu nehmen. Ich fühlte mich weiterhin einige Monate lang gut, bis ich erste Nebenwirkungen des Copaxone spürte. Bei einem Besuch bei meinem Hausarzt stellte dieser fest, dass mein Blutdruck leicht erhöht war. Ich sagte, dass ich manchmal ein Flattern in meiner Brust fühlte, nur für ein paar Sekunden. Er ordnete ein EKG an, demzufolge alles normal war. Wir beschlossen, den Blutdruck zu beobachten, der hoch blieb. Das Herzklopfen wurde häufiger und bald hatte ich ein Gefühl von Enge in meiner Brust. Ich dachte, meine Angststörung käme zurück, auch wenn ich mir nicht erklären konnte, warum, denn in meinem Leben verlief alles gut. Ich ging zurück zur Praxis des Arztes und fragte, ob ich vielleicht das Antidepressivum wieder nehmen sollte. (Ich hatte damit schon aufgehört.) Ich erklärte ihm, dass ich nicht wirklich ängstlich oder beunruhigt war, ich war entspannt, aber da war diese konstante Enge in meiner Brust. Er schaute sich meine Werte genau an und suchte dann etwas im Computer. Es war die Liste der Nebenwirkungen von Copaxone, bei denen er mich auf die kardiologischen Nebenwirkungen aufmerksam machte – hoher Blutdruck, Herzklopfen und ein Gefühl von Enge in der Brust. Der Arzt empfahl, mit der Neurologin zu besprechen, ob ich Copaxone absetzten solle. Ich rief in ihrer Praxis an und setzte das Medikament am gleichen Tag ab. Die Enge in der Brust war nach einigen Tagen verschwunden, der Blutdruck brauchte circa ein Jahr, bis er wieder normal war, und das Herzflattern stellte sich immer seltener ein; einmal die Woche, dann alle zwei Wochen, dann alle paar Monate, bis es völlig verschwand.

Die größte Überraschung für mich war jedoch, dass meine Müdigkeit kurz nach dem Absetzen des Medikaments weg war. Ich war seit etwa zwei Jahren im Coimbraprotokoll und hatte immer noch leichte Ermüdungserscheinungen, aber nach ein paar Wochen ohne Copaxone hatte ich wieder die volle Kraft im Fitnesscenter, konnte wieder genauso schwere Gewichte heben wie vor der Diagnose, fühlte mich stark und voller Energie.

Konventionelle Medikamente für Multiple Sklerose waren für mich endgültig erledigt.

Anfang 2011 ließ ich neue MRTs machen. Ich war jetzt seit zweieinhalb Jahren im Coimbraprotokoll. Weder das MRT des Kopfes noch das der Wirbelsäule zeigte signifikante Veränderungen. Auch meine Laborwerte waren perfekt. Ehrlich gesagt war das einzige, das mich daran erinnerte, dass ich MS hatte, die Arbeit in sozialen Netzwerken, in denen ich allen, die es interessierte, meine Erfahrungen mit Vitamin D schilderte.

Im selben Jahr begann ich, die Paläo-Diät für Multiple Sklerose näher unter die Lupe zu nehmen, und ich fand den Genesungsbericht von Dr. Terry Wahls im Netz.[12] Vor der MS war ich über zehn Jahre lang Vegetarierin gewesen. Wegen der Best Bet Diet aß ich wieder Fisch und Meeresfrüchte. Als ich etwas über die Paläo-Diät las, fragte ich mich, ob ich auch wieder rotes Fleisch und Hühnchen essen sollte. Da wusste ich noch nicht, dass mein Körper bald diese Entscheidung für mich treffen würde. Ich berichte im nächsten Kapitel Näheres über das Ende meiner Vegetarier-Zeit.

Noch bevor das Jahr 2011 vorbei war, hatte ich ein gesundheitliches Problem, das nicht direkt mit Multipler Sklerose zusammenhing und das mich zwang, meine Ernährung zu überdenken. Ich glaube, dass diese Erfahrung für viele Leute hilfreich sein kann, insbesondere für Menschen mit Autoimmunkrankheiten, darum teile ich meine Geschichte dazu im nächsten Kapitel mit Ihnen.

2012 wurde ich etwas nachlässig mit der Einschränkung von Milchprodukten. Wahrscheinlich war ich wegen der kontinuierlich normalen Testergebnisse in fast vier Jahren der Behandlung zu selbstsicher geworden und es kam öfter vor, dass ich mehr als nur gelegentlich ein Stückchen Pizza aß. Die Folge war, dass bei der nächsten Kontrolle der Laborwerte mein ionisiertes Kalzium auf ein Level von 1,4 mmol/L anstieg; dem Maximum innerhalb des Normbereiches. Noch normal, aber am Limit. Die Werte für Gesamtkalzium und Kalzium im Urin waren im normalen Bereich. Ich schränkte sofort die Milchprodukte wieder ein und wiederholte den Test drei Wochen später; dieses Mal waren die Ergebnisse, wie sie sein sollten, 1,32 mmol/L. Lektion gelernt.

Das gesamte Jahr 2012 ging es mir weiterhin gut, ohne Anzeichen der MS. Nur ein leichtes Kribbeln in meinen Händen und Armen, das durch Sport oder Hitze stärker zu werden schien, zeigte sich ab und zu. Mit den Jahren habe ich mich an dieses Symptom gewöhnt; es kommt und geht, ohne dass auf den bildgebenden Tests irgendetwas sichtbar ist. Es ist sicherlich ein Aufflackern alter Symptome, eine Folge aus dem Schaden durch die Läsion in meiner Wirbelsäule zwischen C2 und C3.

2012 war auch das Jahr, in dem die im Coimbraprotokoll verschriebenen Dosen erhöht wurden. Da ich den Diskussionsgruppen online folgte, fielen mir einige neue Patienten auf, denen deutlich höhere Dosen verschrieben wurden, und ältere Patienten, die nach Folgeterminen ihre Dosis erhöhten. Statt einer Spanne von 20 000 IE bis 40 000 IE begannen die Dosen nun bei 40 000 IE und konnten noch deutlich höher gehen.

Bis dahin nahmen die Patienten Tagesdosen ein, die ihren PTH-Wert bei circa 20 pg/ml hielten. Aber nach zehnjähriger sorgfältiger Beobachtung der Patienten hatte Dr. Coimbra festgestellt, dass die ideale individuelle Vitamin-D-Dosis den PTH auf sein minimales Normlevel bringen sollte. Dann wird die Vitamin-D-Resistenz überwunden und das Hormon kann auf Zellebene am besten arbeiten als der wirkungsvollste Immunmodulator, den unser Körper produziert.

In dem Labor, in dem ich meine Werte kontrollieren lasse, ist die Spanne für PTH bei 11 bis 80 pg/ml. Anfang 2013 schickte ich Dr. Coimbra eine E-Mail, um ihn wissen zu lassen, dass mein PTH in der letzten Untersuchung 23 pg/ml betrug. Nachdem er sich meine Ergebnisse angeschaut hatte, entschied er, meine tägliche Dosis von 25 000 IE auf 50 000 IE zu erhöhen. Meine nächste Kontrolle nach sechs Monaten zeigte, dass der PTH-Wert auf 18 pg/ml gesunken war. Ich war immer noch nicht am Minimum, daher hätte meine Vitamin-D-Dosis weiter erhöht werden können. Aber es ging mir gut und ich wusste, dass Dr. Coimbra sehr beschäftigt war, darum beschloss ich, ihn nicht erneut zu kontaktieren und blieb bei der täglichen Dosis von 50 000 IE.

Im Oktober 2013 ließ ich wieder MRTs anfertigen. Ich war nun seit mehr als fünf Jahren im Coimbraprotokoll. Die Ergebnisse der MRTs waren die gleichen wie zuvor. Keine signifikanten Veränderungen, keine neuen Läsionen, keine Kontrastmittelaufnahme und keine Krankheitsaktivität. Bei diesem Termin sagte mir meine Neurologin, dass sie basierend auf diesen MRTs im Moment keine neue konventionelle Medikation für Multiple Sklerose empfehlen würde und dass ich genau das weitermachen solle, was ich gerade tue. Plötzlich waren MRT-Untersuchungen nicht mehr mit Angst behaftet und jedes Mal, wenn ich die Praxis meiner Ärztin verließ, hatte ich einen Grund zum Feiern.

Das folgende Jahr 2014 war hervorragend. Ich vereinbarte einen Termin bei Dr. Coimbra während meines Sommerurlaubs im Juli, musste ihn aber stornieren, da es aufgrund der Fußball-Weltmeisterschaft unmöglich war, für diesen Monat Flugtickets nach Brasilien zu bekommen. Da ich keine größeren gesundheitlichen Probleme hatte und all meine Werte wieder im normalen Bereich waren, beschloss ich, den Termin auf das nächste Jahr zu verschieben.

Im ersten Quartal 2015 war ich schon seit fast sieben Jahren im Coimbraprotokoll. Ein Knochendichtetest zeigte, dass ich Osteopenie hatte, was bedeutete, dass meine Knochendichte etwas niedriger als die normale Dichte war, aber nicht so niedrig, um als Osteoporose klassifiziert zu werden. Neben den hohen Dosen Vitamin D war mein Alter ein weiterer Faktor, der wahrscheinlich zu meinem Knochenabbau beitrug. Ich war 47 und in der Perimenopause. Es war nicht schlimm, aber ich erkannte, dass ich das Cardio-Training ernster nehmen müsste, wenn ich Medikamente gegen Osteoporose vermeiden wollte. Zu der Zeit bestand meine Cardio-Routine aus 20 Minuten Aufwärmen vor dem Gewichttraining und ich übte es nur dreimal die Woche aus. Ich erhöhte das Training auf 30 bis 45 Minuten, mindestens fünfmal die Woche.

Nun war ich entschlossen, einen zweiten Termin bei Dr. Coimbra wahrzunehmen. Seit meinem ersten und einzigen Termin waren fünf Jahre vergangen! Ich vereinbarte einen Termin für die erste Juliwoche. In Vorbereitung darauf wiederholte ich alle Blut- und Urintests, die mit perfekten Ergebnissen zurückkamen, und ich ging zu meiner Neurologin, um neue MRTs anzufordern.

Dieses Mal waren die Ergebnisse der MRTs sogar noch besser als gewöhnlich. Im Kopf gab es keine signifikanten Veränderungen, doch im Rückenmark war eine kleine Verbesserung zu sehen. Meine Läsion zwischen C2 und C3 war um zwei Millimeter geschrumpft! Sie war von 1,6 Zentimeter auf 1,4 Zentimeter zurückgegangen, was bedeutete, dass das Volumen im Rückenmark nach vielen, vielen Jahren unveränderter MRTs wieder zunahm. Ich hatte angenommen, dass die Läsion bereits vernarbt war und sich nicht mehr ändern würde, daher war das eine große Überraschung.

Was genau war in den letzten zwei Jahren passiert, das dazu beigetragen haben könnte, dass meine Läsion plötzlich zu remyelinisieren begann? Ich hatte 2013 meine tägliche Vitamin-D-Dosis von 25 000 IE auf 50 000 IE erhöht, in diesem Jahr wurde auch mein letztes MRT gemacht. Ich bin sicher, dass das Vitamin D durch das Erreichen der richtigen Dosis und des korrekten individuellen Spiegels sehr viel effektiver für meinen Organismus werden konnte. Und ich wäre nicht überrascht, wenn meine Läsionen weiter remyelinisieren würden.

Vor diesem MRT-Termin war ich etwas nervös, da das Kribbeln in meinen Händen und Armen stärker als gewöhnlich war. Als die Ergebnisse keine Krankheitsaktivität zeigten (nur gute Aktivität!), versuchte meine Neurologin mich zu beruhigen und meinte, es könne sich nur um das Wiederaufflackern alter Symptome handeln. Trotzdem ordnete sie ein Elektromyogramm (EMG) zur weiteren Abklärung an. Zu meiner Überraschung deckte das EMG einen leichten Fall von Karpaltunnelsyndrom sowie Ulnartunnelsyndrom in beiden Handgelenken und Ellbogen auf. Das konnte der Grund für das Kribbeln sein, das ich manchmal fühlte.

Diese Diagnose eines Karpaltunnel- und Ulnartunnelsyndroms machte mir deutlich, wie wichtig es ist, im Hinterkopf zu behalten, dass nicht all unsere Probleme eine Folge unserer Autoimmunerkrankung sind. Wir können diverse gesundheitliche Probleme haben, die nicht mit einer bestimmten Krankheit zusammenhängen, und manchmal werden sie nicht diagnostiziert, weil wir glauben, die Ursache bereits zu kennen. Doch die Diagnose dieser zweitrangingen Probleme kann zu einem entscheidenen Faktor für unsere Gesundheit werden und unser Leben deutlich erleichtern. Dadurch, dass ich seit dieser Diagnose auf die Position meiner Hände und Ellbogen achte, ist das Kribbeln weniger geworden.

Zurück zu meinen letzten MRTs. Der Rückgang meiner Läsion war nicht die einzige gute Neuigkeit, die ich an diesem Tag erhielt. Zum ersten Mal waren die Verlustwerte der grauen Substanz analysiert worden. Zur Erläuterung: Nach aktuellen Forschungserkenntnissen wird bei Patienten mit Multipler Sklerose die graue Substanz geschädigt. Das bedeutet, dass bei Patienten mit MS nicht nur die Myelinschicht zerstört wird, sondern dass sie auch Neuronen und die Verbindung zwischen den Neuronen schneller als andere Menschen verlieren, was zu einem Schrumpfen des Gehirns oder Hirnatrophie führt. Das kann zu einem Fortschreiten von kognitiven und physischen Einschränkungen beitragen, auch wenn keine neuen Läsionen gefunden werden.

Ein Vergleich meiner MRTs zeigte eine leichte Reduktion der grauen Substanz im ersten Jahr meiner Diagnose, aber gar keinen Verlust in den letzten sechs Jahren. Das bedeutet: Die graue Substanz schrumpfte in der Zeit, als ich noch kein Vitamin D oder nur kleine Dosen einnahm. Sobald ich aber mit dem Coimbraprotokoll anfing, blieben meine Neuronen intakt. Während ich dieses Kapitel schrieb, wurde die erste Studie veröffentlicht, die zeigt, dass der Vitamin-D-Status bei Patienten mit Multipler Sklerose im positiven Zusammenhang mit dem Volumen der grauen Gehirnsubstanz steht. Die Studie, die im *European Journal of Neurology* veröffentlicht wurde, fand heraus, dass ein Anstieg von Vitamin D um jeweils 10 ng/ml mit einem Wachstum der grauen Substanz um 7,8 ml verbunden ist.[13]

Nach sieben Jahren hatte ich keine Hirnatrophie, keine Krankheitsaktivität, meine große Läsion in der Wirbelsäule wurde kleiner, und ich war von zahlreichen gesundheitlichen Problemen, die durch konventionelle Medikamente verursacht worden waren, befreit. Ich war glücklich und optimistisch. Ja, ich war in der Tat auf einem guten Weg.

Ich sammelte all meine Ergebnisse zusammen und fuhr nach Brasilien zu meinem zweiten Termin bei Dr. Coimbra. Wir hatten in den Jahren dazwischen Kontakt gehalten, aber es fühlte sich gut an, ihn jetzt wiederzusehen, Fragen stellen zu können und ihn meine neuesten Untersuchungsergebnisse durchsehen zu lassen. Ich hatte sogar einen Ultraschall meiner Nieren und der Harnwege machen lassen, nur um sicher zu sein, dass es keine Probleme mit Nierensteinen gab, und es war alles ohne Befund. Dr. Coimbra war sehr zufrieden mit den Ergebnissen, doch er stellte fest, dass mein PTH trotz der Erhöhung auf 50 000 IE täglich immer noch bei 18 pg/ml lag. Er sagte, er würde sich besser fühlen und ich wäre wirklich vor einer Aktivität der Krankheit geschützt, wenn der PTH bei etwa 11 pg/ml läge, der Minimum-Wert entsprechend der Laborliste.

Als ich ihm erzählte, dass das Kribbeln in meinen Armen und Händen manchmal intensiver war, erklärte er mit, dass solche Symptome möglicherweise nicht nur ein Wiederaufflackern alter Symptome seien oder durch das Karpaltunnel- und Ulnartunnelsyndrom verursacht würden. Es könnte sein, dass es immer noch Zeichen einer leichten Aktivität der Krankheit seien, da ich in den letzten sieben Jahren der Behandlung die für mich ideale Dosis nicht erreicht hatte. Die Aktivität war nicht stark genug, um im MRT entdeckt zu werden, aber auf lange Sicht könnte sie Schaden anrichten.

Wenn es sich um eine Krankheitsaktivität handelte, so wollte er wissen, was neben meinem Vitamin-D-Spiegel noch der Auslöser sein könnte. Er stellte ein paar Fragen. War ich depressiv oder konstant gestresst? Hatte ich häufige Infektionen? Duschte ich häufig heiß? Die Antwort auf die ersten beiden Fragen war nein, die letzte Frage bejahte ich. Ich duschte täglich zweimal lang und sehr heiß. Zudem nahm ich heiße Bäder, wann immer sich die Gelegenheit bot. Dr. Coimbra empfahl, dass ich solche Gewohnheiten änderte. Er meinte, das sei ein häufiges Problem bei Patienten, die hohe Dosen Vitamin D einnehmen, denn die meisten vertragen Hitze gut und verspüren keine unangenehme Reaktion auf Hitze mehr. Daher setzen wir uns häufiger der Hitze aus, als es andere MS-Patienten tun. Aber auch, wenn wir uns dadurch nicht träge oder müde fühlen, kann dieser abrupte Temperaturwechsel von unserem Körper als Fieber interpretiert werden, wodurch das Immunsystem aktiviert wird. Wenn das ständig passiert, kann zu viel Hitze neben einem Aufflackern alter Symptome auch die Aktivität der Krankheit fördern. Mit der Zeit kann das zu neuen Symptomen führen, auch wenn diese schwach ausgeprägt sind. Dr. Coimbra war nicht sicher, ob die Krankheit bei mir aktiv war, aber um auf der sicheren Seite zu sein, beschloss er, die tägliche Dosis auf 60 000 IE zu erhöhen und empfahl mir, mich ab sofort nicht mehr der Hitze auszusetzen.

Mein Termin dauerte wieder drei Stunden, in denen er geduldig die lange Liste von Fragen beantwortete, die ich mitgebracht hatte. Am Ende ging ich mit allen Antworten nach Hause, die ich brauchte und hatte noch mehr Gewissheit, »die« Therapie für MS gefunden zu haben.

Nachdem ich die Praxis von Dr. Coimbra verließ, verbrachte ich einen sehr besonderen Abend in São Paulo. Ich traf mich mit vielen anderen Patienten, die auch dem Coimbraprotokoll folgen, zum Abendessen. Viele von ihnen kannte ich seit Jahren aus den sozialen Netzwerken, und einige von ihnen waren Administratoren von Facebook-Gruppen. An diesem Abend traf ich persönlich Patienten, die dem Protokoll seit dreizehn Jahren, zehn Jahren, acht Jahren folgten, ohne irgendwelche Anzeichen der Krankheit zu haben. Dieser ganze Tag war ein reines Vergnügen für mich.

Zurück in den USA erhöhte ich meine tägliche Dosis auf 60 000 IE, und sechs Monate später war mein PTH-Wert endlich das erste Mal seit Beginn der Behandlung bei 11 pg/ml, dem minimalen Normwert. Wie gewöhnlich waren alle anderen Laborwerte innerhalb der normalen Spanne. Ich verabschiedete mich von meinen herrlichen, heißen Duschen. Auch bei meinem Cardio-Training erhöhte sich meine Körpertemperatur stark. Darum kaufte ich mir einen kleinen USB-Ventilator, den ich nun immer mit ins Fitnessstudio nehme. Ich nutze ihn am Crosstrainer und am Laufband und erreiche dadurch, dass meine Körpertemperatur beim Trainieren nicht so stark ansteigt. Ein feuchtes Handtuch auf den Schultern hält die Temperatur ebenfalls unten.

Zwei Monate nach der Erhöhung der Vitamin-D-Dosis und dem Verzicht auf heiße Duschen wurde das Kribbeln seltener. Ich weiß nicht, ob es eine Art von Krankheitsaktivität oder ein Aufflackern alter Symptome war; jedenfalls hat es geholfen, den Empfehlungen von Dr. Coimbra zu folgen. Heute tritt das Kribbeln sehr selten auf, meistens wenn ich mich im Fitnessstudio zu sehr verausgabe. Ich habe keine anderen Symptome oder Probleme mit Multipler Sklerose.

Dies ist meine Erfahrung mit hochdosiertem Vitamin D. Ich habe vor, das Buch von Zeit zu Zeit zu aktualisieren, wenn ich neue Testergebnisse erhalte. In einigen Monaten werde ich die Knochendichteuntersuchung wiederholen. Ich hoffe, ich komme ohne Medikamente aus und kann den Knochenabbau allein durch Training umkehren. Hinsichtlich der MRTs habe ich nicht vor, in den nächsten Jahren welche machen zu lassen, sofern ich keine neuen Symptome spüre. Ich glaube, es ist Zeit, dass sich mein Gehirn von all den Kontrastmitteln erholen kann. Ich bin überaus zufrieden mit meiner Behandlung, und mein Plan ist es, dem Rat meiner Neurologin hier in den USA zu folgen. Ich mache genauso weiter wie bisher.

KAPITEL 6

Warum Magensäure gut ist

»Wenn ein Arzt nicht in der Lage ist Gutes zu tun, muss er davon abgehalten werden, Schaden anzurichten.«

Hippokrates

Der englische Titel dieses Kapitels (»Why Stomach Acid Is Good for You«) ist der Titel eines Buches von Dr. Jonathan Wright, das ich nicht oft genug empfehlen kann.[14] Wenn man eine Autoimmunkrankheit hat, hat man sehr wahrscheinlich Verdauungsstörungen, auch wenn man es nicht weiß. Dr. Wright informiert großartig über die Heilung vieler dieser ernstzunehmenden möglichen Störungen und bietet wertvolle Einblicke, wie sie potenziell Autoimmunkrankheiten triggern können.

Die Erlebnisse, über die ich in diesem Kapitel schreibe, waren die einzigen gesundheitlichen Probleme, die ich in den acht Jahren seit der MS-Diagnose hatte. Ich möchte sie mit Ihnen teilen, da viele Patienten mit Autoimmunkrankheiten zu einem gewissen Grad ähnliche Probleme haben, zum Teil ohne es zu merken. Ich schreibe auch darüber, um noch einmal zu betonen, wie wichtig es ist, dass wir gut über gesundheitliche Themen, die uns betreffen, Bescheid wissen. Dass wir auch zweite und dritte Meinungen einholen und über den Tellerrand hinausschauen sollten, wenn wir das Gefühl haben, dass die konventionelle Medizin uns nicht helfen kann. Ich hatte kein wirklich ernsthaftes Problem, bis ich zu einer Gastroenterologin ging und der von ihr verordneten Behandlung folgte. Erst danach wurde ich krank, sehr krank.

Ein paar Jahre vor der Diagnose Multiple Sklerose stellten sich bei mir leichte Verdauungsprobleme ein. Das hatte mich zur der Zeit nicht beunruhigt, aber 2011 wurden sie langsam lästig. Ich fühlte mich nach den Mahlzeiten träge, hatte häufig Durchfall oder Verstopfung und Säure-Reflux. Ich beschloss, einen Spezialisten aufzusuchen.

Es dauerte zwei Monate, bis ich einen Termin bei einer Gastroenterologin bekam. Mein Säure-Reflux führte inzwischen zu einem ständigen bitteren Geschmack im Mund. Ich hatte kein Sodbrennen, den häufigeren Typ des Säure-Reflux, ich hatte LPR – laryngopharyngealen Reflux. Beim LPR staut sich die Magensäure im Rachen (Pharynx) oder Kehlkopf (Larynx) oder sogar an der Rückseite der nasalen Atemwege und kann Entzündungen in Bereichen hervorrufen, die nicht gegen Magensäure geschützt sind.

Bei meinem Termin mit der Ärztin erwähnte ich den konstanten bitteren Geschmack und dass ich das Gefühl hatte, einen Klumpen in der Kehle zu haben, egal ob ich aß oder nicht, stand oder lag. Auch freiverkäufliche Säureblocker halfen nicht. Die Ärztin ordnete einige Tests an und gab mir ein Rezept für Omeprazol, einem Protonenpumpenhemmer, der das für die Produktion von Magensäure verantwortliche Enzym blockiert.

Sobald ich anfing, Omeprazol zu nehmen, wurde es schlimmer. Der Einnahmebeginn war in der Weihnachtszeit und mein Mann und ich mussten unsere Urlaubspläne verschieben, da ich neben dem ständigen Reflux mittlerweile sogar Probleme hatte, zu essen. Selbst wenn ich richtig hungrig war, fühlte ich mich schon satt, nachdem ich nur sehr wenig gegessen hatte.

Ich tat, was ich nun schon so gut konnte: selbst nachforschen. Ich fand mehrere Onlineforen, in denen Menschen über ähnliche Symptome berichteten, wie ich sie hatte, und viele von ihnen hatten Hypochlorhydrie, einen Magel an Magensäure. Das ist eine bekannte Krankheit, die auch in der medizinischen Literatur beschrieben wird. Dennoch wird sie von Schulmedizinern meist ignoriert, da diese darauf beharren, dass Magensäure wenig Bedeutung für unsere Gesundheit hat und wir sie für die Verdauung womöglich gar nicht brauchen. Wahrscheinlich verschreiben sie daher so leichtfertig Magensäureblocker bei jeder Art von Verdauungsbeschwerden. In den meisten konventionellen Krankenhäusern gibt es nicht einmal einen diagnostischen Test für Hypochlorhydrie.

Bei meinem nächsten Termin fragte ich die Gastroenterologin, ob es sein könnte, dass mein Problem ein Mangel an Magensäure sei. Sie schaute mich an, als hätte sie meine Frage nicht verstanden. Sie sagte, sie würde einen Termin für eine Endoskopie vereinbaren und den pH-Wert meiner Magensäure testen, aber es gäbe keine Untersuchungsmethode für die tatsächliche Menge der Magensäure. Ich erklärte ihr, dass ich keine Probleme beim Essen gehabt hatte, bevor ich Omeprazol genommen hatte. Seit ich jedoch den Säureblocker nahm, fühlte ich mich aufgebläht, wenn ich versuchte, etwas zu essen. Ich fragte, ob ich vielleicht Probleme beim Essen hatte, weil mein Magen nicht genug Säure bildete, um die Nahrung zu verdauen. Zudem schien Omeprazol nicht gegen den Reflux zu helfen, den bitten Geschmack hatte ich immer noch im Mund. Ein bisschen schwächer, aber immer noch vorhanden. Sie sagte, dass wir weiter nach dem Problem suchen müssten und dass das Medikament mich nicht am Essen hindern würde, da der Magen Nahrung auch mit wenig Säure verdauen könne. Sie wechselte das Medikament auf Pepcid, eine andere Art von Magensäureblocker. Ich begann mit 80 Milligramm pro Tag, der höchsten erlaubten Dosis.

Einen Monat nach meinem ersten Termin mit der Ärztin hatte ich sechs Kilo abgenommen. Bis dahin hatte ich solche Schwierigkeiten zu essen, dass ich am Morgen eine Backkartoffel zubereitete, sie auf dem Küchentresen liegen ließ und versuchte, sie aufgegessen zu haben, bis ich abends ins Bett ging. Ich ließ mich von der Arbeit freistellen und konnte nur noch liegen.

Ich musste unbedingt eine zweite Meinung einholen und vereinbarte daher einen Termin beim Chefarzt der Gastroenterologie in einem der drei größten Krankenhäuser von New Mexico. Ich betrat seine Praxis mit all meinen Krankenakten, die zu diesem Zeitpunkt bereits Dutzende von Seiten lang waren. Ich hatte eine Koloskopie, Endoskopie, zahlreiche Labortests, Untersuchungen der Nebennieren, Ultraschall und CT des Unterleibs, Ultraschall der Schilddrüse und Zöliakie-Tests. Alles war normal, auch der pH-Wert in meinem Magen.

Ich hatte regelrechte Flashbacks von meiner MS-Diagnose, wo es mir trotz der Tests, die ein normales Ergebnis brachten, mit jedem Tag schlechter gegangen war. Meine Angstattacken kamen wieder mit voller Kraft zurück, ich hatte nicht nur vor den Verdauungsbeschwerden Angst, sondern auch vor einem MS-Schub mitten in diesem Stress, den ich durchmachte.

Der neue Gastroenterologe ordnete weitere Untersuchungen an, dieses Mal unter anderem eine Magenentleerungsszintigraphie, eine Ösophagusmanometrie und eine pH-Wert-Messung der Speiseröhre. Ich fragte wieder, ob es sein könnte, dass ich zu wenig Magensäure habe und er gab mir die gleiche Antwort wie die andere Ärztin. Ich fragte, ob ich versuchen sollte, Pepcid für eine Weile abzusetzen, um zu sehen, ob ich dann wenigstens weniger Probleme mit dem Essen hätte. Er sagte, es wäre am besten, auf die Testergebnisse zu warten, um zu sehen, ob man die Ursache der Symptome finden würde. Ich solle das Medikament weiter nehmen, um die Säure von Rachen und Mund fernzuhalten. Er erklärte, dass es manchmal viele Wochen dauern würde, bis das Medikament vollständig wirkt, und wies mich an, nur noch flüssige Nahrung zu mir zu nehmen.

Ich war sehr unzufrieden mit der Art der Behandlung. Bis dahin ging es mir durch diese Behandlung schlechter, nicht besser. Ich wollte die Säureblocker absetzen und es mit Säure-Ergänzungsmitteln versuchen. Aber mein Rachen und Magen waren so entzündet, dass ich nicht den Mut hatte, die Behandlung ohne Zustimmung des Arztes zu ändern.

Ich hatte Angst, es zu versuchen und dadurch die ganze Tortur noch schlimmer zu machen.

Dann fand ich heraus, dass in den USA in der Regel Naturheilkundler und Ärzte für funktionelle Medizin einen Säure-Reflux mit Säure-Zusätzen behandeln und dass es im Land nur eine Handvoll Kliniken gibt, die den Heidelberg-Test durchführen. Dies soll der genaueste Test für die Messung der Magensäuremenge sein. Die nächstgelegene Klinik von Albuquerque aus war in Scottsdale, Arizona.

Die Ergebnisse der Magenentleerungsuntersuchung kamen zurück. In meinem Fall entleerte sich der Magen mit Verzögerung. Der Arzt meinte, dass ich wahrscheinlich unter Gastroparese litt, einer Störung, bei der die Bewegung der Muskeln (Motilität) im Magen beeinträchtigt ist, was normalerweise aufgrund von Nervenschäden auftritt. Er meinte, dass es durch die Multiple Sklerose verursacht worden sein könnte. Ich war schockiert und rief direkt Dr. Coimbra an. Er versicherte mir, dass meine Verdauungsprobleme nichts mit Multipler Sklerose zu tun hatten, und er schlug vor, mir einen anderen Gastroenterologen zu suchen. Er sagte auch, ich solle neue MRTs machen lassen, nur um sicherzustellen, dass die MS nicht meine inneren Organe beeinträchtigte. Ich ging zu meiner Neurologin und zu meiner Erleichterung teilte sie Dr. Coimbras Meinung. Sie war sehr verärgert über die Vermutung des Gastroenterologen, dass Multiple Sklerose meinen Magen beeinflussen könnte. Dennoch ordnete sie MRTs des gesamten Nervensystems an. Die Ergebnisse waren unverändert, überhaupt keine Krankheitsaktivität. Ich war erleichtert, aber nicht in der Stimmung zu feiern.

Obwohl die MRTs in Ordnung waren, war ich wegen der MS besorgt, da ich alle Nahrungsergänzungsmittel inklusive des Vitamin D abgesetzt hatte. Mein Magen vertrug das Öl in den Kapseln nicht mehr und ich war auch nicht mehr dazu in der Lage, täglich die notwendigen zweieinhalb Liter Wasser zu trinken. Ohne Vitamin D und mit den physischen und emotionalen Turbulenzen, die ich erlebte, glaubte ich, dass es nur eine Frage der Zeit sei, bis ich wieder einen Schub hätte.

Ich ging wieder zu dem Gastroenterologen mit der Information, dass die MRTs keine Aktivität der MS anzeigten. Er sagte mir, ich könnte idiopathische Gastroparese haben, was bedeutete, dass das Problem eine unbekannte Ursache hatte. Ich fragte ihn, ob mein Problem möglicherweise von Anfang an Hypochlorhydrie gewesen sein könnte, was ja ein bekannter Gesundheitszustand ist, und vermutete, dass die riesige Menge an Säureblockern, die ich genommen hatte, meine Verdauung beeinträchtigt hätte. Er bestand darauf, dass dies sehr unwahrscheinlich sei. Er wollte, dass ich die Magenentleerungsuntersuchung und eine Reihe anderer Tests wiederholte. Ich ließ ihn weitere Untersuchungen anordnen, aber ich hörte ihm nicht mehr wirklich zu. Ich hatte genug. Ich verließ sein Büro und rief die Klinik von Dr. Samuel Walters in Scottsdale an, um einen Termin für den Heidelberg-Test zu vereinbaren.

Ich hätte gerne sofort einen Termin bei Dr. Walters gehabt, doch mir wurde gesagt, ich dürfe mindestens fünf Tage vor dem Test keine Säureblocker mehr einnehmen. Ich fuhr in der darauffolgenden Woche zu ihm. Da ich sowieso nach Scottsdale fuhr, vereinbarte ich vorsorglich auch einen Termin bei einem Spezialisten für Ösophagus-Probleme in der Mayo Clinic.

Mein Mann und ich saßen im Wartezimmer, als Dr. Walters mit einem riesigen Stapel Papiere, meinen Krankenakten, hereinkam. Er stellte sich vor und sagte, dass er fast sicher sei, dass mein Problem zu wenig Magensäure sei, darum wollte er, dass ich den Heidelberg-Test vor unserem Termin durchführte. Bei dem Test wird eine Kapsel geschluckt, die den Säuregehalt misst und die Information an einen Computer sendet. In dieser Kapsel ist ein drahtloser elektronischer Transmitter enthalten. Ich schluckte sie und innerhalb weniger Minuten erschien das Positionssignal auf dem Bildschirm. Der Techniker maß meinen pH-Wert, der normal war, sehr niedrig und sauer, wie er sein sollte. Dann reichte er mir eine halbe Tasse einer Lösung mit Natriumbicarbonat (Natron) zum Trinken. Der pH-Wert stieg sofort an. Ein normaler Magen braucht etwa

20 Minuten, um wieder Säure zu bilden, aber wir haben fast eine Stunde gewartet. Mein Magen bildete einfach keine Säure. Ich war überglücklich. Ich hatte keine Gastroparese.

Dr. Walters sagte, er könnte fast Achlorhydrie diagnostizieren, ein Zustand, in dem keine Säure mehr produziert wird. Aber er entschied sich, länger zu warten als der Test es erfordert, und nach einer Stunde begann der pH-Wert endlich zu sinken. Ich hatte einen schweren Fall von Hypochlorhydrie, also eine sehr geringe Säureproduktion.

Im Laufe der Jahre reichte die wenige Säure, die mein Magen produzierte, nur zu einer unvollständigen Nahrungsverdauung aus. Aus diesem Grund hatte ich seit einiger Zeit Verdauungsbeschwerden. Aber als mir starke Säureblocker verschrieben wurden, konnte mein Magen nicht einmal mehr teilweise verdauen, und er brauchte Stunden, um den Inhalt loszuwerden, den er eigentlich in wenigen Minuten verdauen sollte. Die Hauptursache für meinen ständigen Reflux war die lange Verbleibdauer der unverdauten Nahrung in meinem Magen.

Doch mit den neuen Testergebnissen war ich sehr zufrieden. Jetzt konnte ich etwas tun. Zur Abwechslung mal mit der richtigen Behandlung.

Zu wenig Magensäure ist keine ungewöhnliche Erkrankung; sie kann durch falsche Ernährung, Krankheiten und Drogen verursacht werden und wird mit zunehmendem Alter schlimmer. Je älter wir werden, desto weniger Säure produziert unser Magen. Deshalb sind es vor allem ältere Menschen, die unter saurem Reflux leiden. Tatsächlich werden die meisten Fälle von Reflux, entweder Sodbrennen oder LPR, durch einen Mangel an Säure verursacht, nicht durch einen Überschuss. Unglücklicherweise ignorieren die meisten Schulmediziner jahrzentelange wissenschaftliche Forschung, die gezeigt hat, dass niedrige Magensäure mit einer Vielzahl schwerer, chronischer und unheilbarer Krankheiten verbunden ist, einschließlich Autoimmunkrankheiten.

In den letzten Jahren hat in der Wissenschaft die Theorie an Popularität gewonnen, dass das Leaky-Gut-Syndrom eine Rolle bei Autoimmunerkrankungen spielt. Eine kürzlich von Forschern der Universität Lund in Schweden veröffentlichte Studie hat eine Verbindung zwischen erhöhter Durchlässigkeit des Darms und Multipler Sklerose gezeigt. Die Untersuchung an Mäusen, die mit einer MS-ähnlichen Erkrankung infiziert waren, ergab, dass bei den Mäusen nicht nur die entzündliche Reaktion eines durchlässigen Darms beobachtet wurde, sondern dass diese auch mit fortschreitender MS zuzunehmen schien, wobei beide Zustände eine ansteigende Entzündungsaktivität begünstigten. Zu wenig Magensäure gilt als primärer Faktor beim Leaky-Gut-Syndrom.[15]

Einer der Gründe, warum zu wenig Magensäure zu einem ungesunden Darm beitragen kann, ist unverdaute Nahrung. Proteine und komplexe Stärken werden nur mit ausreichenden Mengen an Magensäure verdaut und assimiliert. Wenn diese unverdaut aus dem Magen kommen, werden sie zu einem Nährboden für Schadorganismen wie Candida. Dadurch ändert sich das Gleichgewicht der Darmflora, die Verdauung wird beeinträchtigt und die Darmwände werden geschwächt.

Darüberhinaus ermöglicht zu wenig Magensäure, dass schädliche Bakterien aus dem Magen in den Darm gelangen. Wenn der Magen genug Säure hat, tötet die saure Umgebung diese Bakterien schnell ab. Sind aber die Säuremengen zu niedrig, überleben sie und wandern in den Darm, wo sie viele Probleme verursachen, einschließlich eines Leaky-Gut-Syndroms.

Zum Glück ist wenig Magensäure sehr leicht zu behandeln. Ich fing an, mit jeder Mahlzeit proteolytische Enzyme einzunehmen, und bald danach ergänzte ich auch die Säure selbst mit Betain HCL. Dr. Walters wies mich an, nur feste Nahrung zu essen und keine Getränke während der Mahlzeit zu konsumieren. Ihm zufolge verdünnte die von dem anderen Arzt vorgeschlagene flüssige Nahrung die wenige Säure, die mein Magen bilden konnte, und beeinträchtigte meine Verdauung noch mehr.

Kein Wunder, dass ich so krank wurde. Die Gastroenterologen hatten genau die gegensätzliche Behandlung von dem vorgeschrieben, was ich brauchte. Anstelle von Säure-Ergänzungen hatten sie starke Säureblocker verordnet. Anstelle von festen Lebensmitteln ohne Flüssigkeit zu den Mahlzeiten war ihre Empfehlung, dass ich nur flüssige Lebensmittel zu mir nehmen solle.

Nachdem ich die Klinik von Dr. Walters verlassen hatte, stornierte ich den Termin in der Mayo Clinic und fuhr zurück nach Albuquerque. Ab dem ersten Tag mit Enzymen konnte ich anfangen, kleine Portionen fester Nahrung zu mir zu nehmen, ohne mich aufgebläht zu fühlen. Langsam wurde der Reflux besser. Symptome wie das Fremdkörpergefühl im Hals und der bittere Geschmack im Mund verschwanden, meine Zunge wandelte sich von weiß zu rosa und ich nahm endlich wieder zu. Der Reflux löste sich vollständig auf, nachdem ich anfing, das HCL-Ergänzungsmittel zu nehmen.

In den meisten Fällen von Reflux vertuschen Säureblocker die Symptome. In meinem Fall haben sie die Symptome nicht einmal verdeckt, weil in meinem Reflux nur sehr wenig Säure vorhanden war. Ich hatte meist einen Rückfluss der Gallenflüssigkeit und anderer Mageninhalte. Am Ende war es trotz der Tortur, die ich durchgemacht habe, gut, dass die Säureblocker meine Symptome nicht überdeckten. Auf diese Weise wurde ich gezwungen, nach einer Lösung zu suchen und die Ursache des Problems anzugehen, anstatt jedes Mal, wenn ich Verdauungsbeschwerden hatte, Säureblocker zu nehmen.

Nachdem ich drei Jahre lang Enzyme und HCL eingenommen hatte, bemerkte ich, dass ich die Anzahl der Kapseln bei jeder Mahlzeit reduzieren konnte, ohne irgendwelche Symptome zu verspüren. Das bedeutet wohl, dass mein Magen nun selbst mehr Säure produziert. Dr. Walters hatte mir gesagt, dass dies passieren könnte, aber man nicht vorhersagen könne, ob es wirklich eintritt. Inzwischen konnte ich die Menge an HCL und Enzymen auf die Hälfte dessen reduzieren, was ich vorher eingenommen hatte. Seit ich diese einfache Behandlung begonnen habe, hatte ich nie wieder sauren Reflux. Egal was oder wie viel ich esse, mein Magen kann damit umgehen. Ich sage meinen Freunden immer, dass ich jetzt die Verdauung habe, die ich als Teenager hatte, und es ist wahr.

Kurz bevor ich dieses Problem hatte, dachte ich darüber nach, wieder Fleisch zu essen. Mit der nun neuen Erfahrung wurde mir bewusst, wie wichtig das Verdauungssystem für meine Gesundheit im Allgemeinen und speziell für die Kontrolle meiner Multiplen Sklerose ist. Ich lernte, dass die vegetarische Ernährung von vielen Ärzten als eine der Hauptursachen für zu wenig Magensäure angesehen wird. Also setzte ich mir zum Ziel, eine wirklich ausgewogene Ernährung, die für meine Zellen nahrhaft und gut für meinen Darm ist, zu mir zu nehmen. Ich fing an, meine Essgewohnheiten in Richtung Vollwertkost umzustellen. Gegenwärtig esse ich Fisch, Meeresfrüchte, Hühnchen, rotes Fleisch oder Innereien sowie Eier, viel Gemüse und etwas Obst. Ich achte möglichst auf Bio- und Weidehaltung. Ich habe die Menge an Getreide und Gluten reduziert und vermeide Zucker und verarbeitete Lebensmittel. Ich konsumiere auch keine Milchprodukte, da dies das Coimbraprotokoll fordert. Ich glaube, dass die Ernährungsumstellung, die ich durchgeführt habe, bestimmt auch meinem Magen hilft, wieder Säure zu produzieren.

Während dieser ganzen Tortur blieb die MS in Remission. Für einige Monate fühlte ich häufiger ein Kribbeln in den Händen, was aber weder zu dieser Zeit noch später im MRT sichtbar war. Ich war sehr erleichtert, als ich wieder Vitamin D einnehmen konnte.

Von dem Tag an, als ich mit dem ersten Gastroenterologen sprach, bis zu dem Termin bei Dr. Walters waren weniger als zwei Monate vergangen, aber für mich fühlte es sich wie eine sehr lange Zeit an. Ich bin immer noch schockiert, wenn ich darüber nachdenke, was mir in diesen Wochen passiert ist. Alles, was ich brauchte, waren ein paar billige Nahrungsergänzungsmittel, die in jedem Reformhaus zu finden sind. Stattdessen gab ich ein kleines Vermögen für medizinische Tests aus, verlor in kurzer Zeit viel Gewicht, hatte Panikattacken, wenn ich an die Möglichkeit einer Gastroparese-Diagnose dachte, war gezwungen, die Einnahme von Vitamin D zu stoppen und damit dem Risiko ausgesetzt, einen MS-Schub zu erleiden, und verpasste viele Tage in der Arbeit. Am meisten ärgert mich der Gedanke, dass die Gastroenterologen in den Augen der Schulmedizin noch nicht einmal etwas falsch gemacht haben. Sie folgten den Standardbehandlungsleitlinien. Wenn jemand sauren Reflux hat, bekommt er ein Rezept für Säureblocker.

Ich empfehle Ihnen dringend, sich stärker über dieses Thema zu informieren. Wie Dr. Wright in seinem Buch sagt: »Ein Mangel an Magensäure ist bei jeder Art der Autoimmunerkrankung so verbreitet, dass wir überrascht sind, wenn wir ihn nicht finden. Den Mangel an Magensäure oder andere Verdauungsstörungen zu heilen, kann zu einer erheblichen Verbesserung der Autoimmunerkrankung führen.«[16] Die Beseitigung dieses Problems hat meine Gesundheit auf eine ganz neue Ebene gehoben, darum habe ich beschlossen, dieses Kapitel zu schreiben, um meine Erfahrungen mit Ihnen zu teilen.

KAPITEL 7

Konventionelle Pharmakotherapie bei Multipler Sklerose

»Da mit dem Verkauf von natürlichen Therapien kein Profit zu machen ist, wird die pharmazeutische Industrie, die die überwiegende Mehrheit der medizinischen Forschung in den Vereinigten Staaten kontrolliert, diese nie untersuchen oder herstellen. Tatsächlich werden sie alles tun, um sie zu verunglimpfen, denn sollte es publik werden, dass sie existieren, könnten natürliche Therapien ihr Bollwerk in der medizinischen Praxis bedrohen.«

Dr. Jonathan V. Wright

Ich möchte voranstellen, dass ich kein Gegner herkömmlicher Medikamente für Multiple Sklerose oder andere Krankheiten bin. Im Gegenteil, ich habe fast zwei Jahre lang Copaxone genommen, als ich glaubte, dass es mir helfen könnte. Nach meiner MS-Diagnose nahm ich ein Antidepressivum, das bei meiner Angst Wunder bewirkte. Als ich die Hoffnung hatte, dass meine Symptome gelindert werden könnten, nahm ich auch die Säureblocker, die mir so viel Schaden zufügten.

Aber wenn es um Autoimmunkrankheiten geht, weiß ich jetzt, dass es so viel mehr gibt, was wir tun können, indem wir sicherere Wege beschreiten, um die zugrunde liegenden Ursachen des Problems wie chronische Entzündungen und Resistenzen gegen Vitamin D anzugehen. Mein mangelndes Vertrauen in verschreibungspflichtige Medikamente für MS begann mit meiner eigenen Erfahrung mit Copaxone und verstärkte sich, je mehr ich über die heute verfügbaren Medikamente erfuhr. Leider sind diese Medikamente nicht in der Lage, eine Behinderungsprogression zu vermeiden. Sie senken zum Teil die Schubrate, aber es gibt keine Hinweise darauf, dass sie das Fortschreiten der Erkrankung langfristig beeinflussen können. Darüber hinaus haben sie Nebenwirkungen, die katastrophale Folgen haben können, ganz zu schweigen von den immer weiter zunehmenden Folgeschäden und Langzeitschäden, die sie hervorrufen und die wiederum weitere Medikamente erfordern. Sie unterdrücken das Immunsystem und erschweren es dem Patienten, sich körperlich und geistig zu erholen.

Vor kurzem untersuchten drei unabhängige Studien die Wirksamkeit der häufig verwendeten CRAB-Medikamente (Copaxone, Rebif, Avonex, Betaseron). Bemerkenswerterweise kamen alle drei Studien zu dem Schluss, dass die CRABs keine signifikanten Auswirkungen auf die langfristige Behinderungsprogression haben.[17]

Eine der Studien verglich das Fortschreiten der Beeinträchtigungen von über 3000 britischen Patienten, die erstmals 2002 CRAB-Medikamente erhielten, mit der natürlichen Progression unbehandelter Patienten.[18] Die Studie fand nicht nur heraus, dass es keine Verzögerung der Progression bei allen Behandlungen gab, sondern auch, dass die Progression der Krankheit bei Patienten, die die Medikamente einnahmen, schlechter als bei Patienten war, die keine Behandlung erhielten.

Betrachtet man die neue Generation von krankheitsmodifizierenden Medikamenten für Multiple Sklerose, sind Immunsuppressiva wie Gilenya,

Aubagio oder Tysabri anscheinend effektiver als ihre Vorgänger bei der Senkung der Schubrate, aber sie bergen das Risiko viel schwererer Nebenwirkungen wie Leukämie und PML (progressive multifokale Leukenzephalopathie) und haben noch viele andere Nebenwirkungen. Auch wissen wir nicht, wie wirksam diese Medikamente bei der Senkung der Schubhäufigkeit und der Verzögerung des Fortschreitens der Behinderung sind oder welche weiteren Nebenwirkungen sie bei langfristiger Anwendung mit sich bringen könnten.

Eine Studie, die ich interessant finde, ist die klinische Studie über das Medikament Anti-LINGO-1, ein Medikament, das das Potenzial haben könnte, die Demyelinisierung von Nerven umzukehren. Die zweite Phase der Studie hat vielversprechende Ergebnisse ohne signifikante Nebenwirkungen gezeigt.[19] Ich glaube, es ist gut, dass sich die Forscher endlich auf die Reparatur der durch Multiple Sklerose verursachten Schäden konzentrieren. Wenn wir darüber nachdenken, was uns das Leben schwer macht, sind es die durch unser beschädigtes Myelin verursachten Symptome, die bisher kein herkömmliches Medikament rückgängig machen konnte.

Wenn es jedoch um die Reparatur des Myelins geht, scheint Vitamin D wieder einmal die Nase vorn zu haben. Während ich dies schreibe, wurde gerade eine neue Studie über Vitamin D und die Regeneration des Myelins veröffentlicht.[20] In dieser Studie fanden Forscher des MS Society Cambridge Centre for Myelin Repair heraus, dass das Vitamin-D-Rezeptorprotein mit einem vorhandenen Protein, dem sogenannten RXR-Gamma-Rezeptor, zusammenwirkt, von dem bereits bekannt ist, dass es an der Reparatur von Myelin beteiligt ist. Durch die Zugabe von Vitamin D zu Hirnstammzellen, bei denen diese Proteine vorhanden waren, wurde eine um 80 Prozent erhöhte Produktionsrate von Oligodendrozyten (Myelin produzierende Zellen) festgestellt.

In einem seiner Interviews zieht Dr. Coimbra einen Vergleich zwischen der Wirksamkeit von konventionellen Medikamenten und Vitamin D bei Patienten mit Autoimmunerkrankungen. Seiner Meinung nach stellt »das Auffüllen von Vitamin D in den erforderlichen Dosen, um entsprechend positive Wirkungen zu erzielen, einen natürlichen Mechanismus wieder her, der es den Patienten ermöglicht, wieder ein normales Leben aufzunehmen. Es ist ein Mechanismus, den die Natur in Millionen Jahren entwickelt hat, und selbst wenn die pharmazeutische Industrie jahrhundertelang an diesem Problem gearbeitet hätte, hätte sie nicht annähernd die Wirkung erzielt, die Vitamin D für diese Patienten bieten kann.«[21]

Ich hoffe, dass die Wissenschaftler in naher Zukunft ein verschreibungspflichtiges Medikament mit minimalen Nebenwirkungen entwickeln können, das die MS-Progression stoppt, selbst wenn es nur für Patienten ist, die keinen Zugang zu alternativen Behandlungsmethoden haben. Aber aktuell ist keines dieser Medikamente eine Option, die ich für mich selbst in Betracht ziehen würde. Ihre Risiken sind zu groß und ihre Vorteile zu fragwürdig.

KAPITEL 8

Ernährung, Sport und Stressmanagement

»Der Wunsch und die Absicht von jemandem, der beschließt, ein Überlebender zu sein und sich an seiner Heilung aktiv beteiligt, kann zu Ergebnissen führen, die die Erwartungen weit übertreffen.«

Dr. Bernie Siegel

Ernährung

Vitamin D vermag den Fortschritt aggressiver Autoimmunerkrankungen zu stoppen, wenn es in der richtigen Menge eingenommen wird. Aber kann es uns auch ewig gesund halten, wenn wir übermäßig viel raffinierten Zucker, Kohlenhydrate und Transfette zu uns nehmen und unsere Zellen nicht die grundlegende Nahrung erhalten, die sie benötigen?

In der Tat ist hochdosiertes Vitamin D so effektiv, dass die große Mehrheit der Patienten im Coimbraprotokoll keiner speziellen Ernährungsform folgt, abgesehen von der Vermeidung von Milchprodukten. Einige Ärzte, die hochdosiertes Vitamin D verschreiben, empfehlen ihren Patienten, Gluten zu meiden. Die meisten Ärzte, einschließlich Dr. Coimbra, geben diese Empfehlung jedoch nicht.

Seitdem ich die Best Bet Diät nicht mehr durchführe, habe ich kein Verlangen mehr, eine strenge Diät zu befolgen. Aber ich behalte im Hinterkopf, dass ein Mangel an den richtigen Nährstoffen Funktionsstörungen in den Zellen verursacht und unsere Zellen so effektiv wie möglich sein müssen, um unsere Krankheit und ihre Symptome zu bekämpfen. Deshalb habe ich mich jetzt für vollwertige, biologisch angebaute Produkte entschieden, die meine Zellen entsprechend versorgen. Vitamin D trägt seinen Teil bei und ich den meinen. Aber ich mache mir keine Sorgen, wenn ich manchmal Sachen esse, die als weniger gesund gelten.

Wie ich bereits erwähnte, war ich über ein Jahrzehnt meines Lebens Vegetarierin – bis ich herausfand, dass ich MS hatte. Meine wichtigsten Proteinquellen waren Soja, Milchprodukte und Bohnen. Ich dachte, ich würde mich gesund ernähren, aber rückblickend erkenne ich, dass meine Ernährung auf Getreide, Gluten und Milchprodukten basierte, die allesamt als entzündungsfördernde Nahrungsmittel gelten. Ich glaube, dass all diese Jahre als Vegetarierin tatsächlich zu Entzündungen in meinem System geführt haben und vielleicht sogar für meine Hypochlorhydrie verantwortlich waren. Eine entzündungsfördernde Ernährung, gepaart mit einer möglichen genetischen Prädisposition für Autoimmunität, meiner schlechten Verdauung durch zu wenig Magensäure und ein niedriger Vitamin-D-Spiegel sorgten wahrscheinlich dafür, dass sich meine Veranlagung in eine ausgewachsene Krankheit verwandelte.

Ich bin keine Vegetarierin mehr und basierend auf dem, was ich seit meiner Diagnose gelernt habe, werde ich auch nie wieder Vegetarierin sein. Zurzeit habe ich viele Paläo-Prinzipien in meine Ernährung eingeführt. Das Paläo-Programm von Dr. Terry Wahls kann ich jedem mit einer Autoimmunerkrankung nur empfehlen. Selbst wenn man nicht beabsichtigt, die in seinem Buch empfohlene Diät konsequent zu befolgen, gibt es wunderbare Einblicke, wie eine gesunde, nährstoffreiche Ernährung aussieht. Wenn ich eines Tages das Gefühl hätte, dass Vitamin D nicht ausreichen würde, um meine MS in Remission zu halten, würde ich als zusätzliche Unterstützung für meine Behandlung meine Ernährung auf das Paläo-Programm von Dr. Wahls umstellen. Ich glaube, dass es möglich ist, sehr gute Ergebnisse mit der richtigen Ernährung zu erzielen. Bis jetzt hält das Coimbraprotokoll mein Immunsystem sehr gut im Gleichgewicht, sogar mit sehr viel flexibleren Essgewohnheiten als normalerweise bei Diäten für Autoimmunerkrankungen gefordert wird.

Wichtig zu erwähnen ist, dass bei mir keine Symptome auftreten, wenn ich Getreide, Zucker, Gluten oder verarbeitete Lebensmittel esse. Ich vermeide solche Lebensmittel möglichst, habe aber keine Verdauungsbeschwerden oder MS-Symptome, wenn ich sie doch einmal esse. Ich vertrage fast jedes Essen sehr gut, weil ich meinen Mangel an Magensäure korrigiert habe, der eine direkte Ursache für Nahrungsmittelallergien und -unverträglichkeiten ist. Außerdem ist mein Vitamin-D-Spiegel ausreichend, was zur Folge hat, dass Tausende von Funktionen in meinem Körper jetzt richtig funktionieren. Und die meiste Zeit nehme ich gesunde, nährstoffreiche Nahrung zu mir.

Ich bin davon überzeugt, dass ein gut funktionierender Darm genauso wichtig ist wie eine gesunde Ernährung. Wir könnten ansonsten nährstoffreiche Nahrungsmittel zu uns nehmen und trotzdem Mangelerscheinungen haben, weil unser Körper sie nicht gut verdauen kann.

Sport

Wenn Sie dem Coimbraprotokoll folgen und trainieren können, sollten Sie an fünf Tagen pro Woche mindestens 30 Minuten Cardio-Übungen oder vibrationsreichen Sport machen, um den Knochendichteverlust zu vermeiden. Laut Dr. Coimbra sollten Patienten, die mobil sind, direkt nach ihrem zweiten Termin, wenn die Erschöpfung bei den meisten verschwunden ist, ein Sportprogramm starten.

In meinem Fall habe ich ein paar Dinge bemerkt, seitdem ich an fünf Tagen pro Woche 30 bis 45 Minuten trainiere. Ich habe jetzt mein Idealgewicht, ohne auf meine Kalorien achten zu müssen. Ich fühle mich an den Tagen, an denen ich trainiere, energiegeladener, meine Laune ist besser und ich habe das Gefühl, dass es viel einfacher ist, die Angst unter Kontrolle zu halten.

Sport ist nicht nur für die Gesundheit allgemein hilfreich, sondern auch eine gute Möglichkeit, Entzündungswerte niedrig zu halten. Wenn Sie eine Autoimmunerkrankung haben, ist es wichtig, mit irgendeiner Form von Bewegung zu beginnen, auch wenn es nur ein paar Minuten pro Tag sind. Es gibt tolle Informationen online, Bücher und DVDs mit Workout-Programmen, die speziell für Patienten mit Multipler Sklerose, rheumatoider Arthritis, Lupus und anderen Krankheiten entwickelt wurden. Die Hauptsache ist, sich aufzurappeln und sich so viel wie möglich zu bewegen. Jedes bisschen ist gut für unseren Körper.

Stressmanagement

Laut Dr. Coimbra sind chronischer Stress, Angstzustände und Depressionen einige der Hauptfaktoren, welche die Ergebnisse von hochdosiertem Vitamin D schwächen können. Autoimmunkrankheiten und emotionaler Stress sind eng miteinander verbunden, da das eine die Symptome des anderen verschlimmert. Eine Autoimmunerkrankung an sich ist ein Auslöser für Angstzustände und Stress, und anhaltender Stress löst autoaggressive Immunprozesse aus, wodurch ein Teufelskreis entsteht. Eine große Menge an Stresshormonen, die lange Zeit in unserem Blutkreislauf zirkulieren, können unser Immunsystem aktivieren, unsere Nervenzellen schädigen und zu einer übermäßigen Entzündung im Körper und im Gehirn führen. Es ist bekannt, dass etwa 80 Prozent aller Multiple-Sklerose-Schübe nach Episoden von intensivem Stress auftreten.

Ich habe bereits einige Dinge erwähnt, die mir beim Umgang mit Angst und Stress geholfen haben, wie Psychotherapie, Akupunktur und ein Antidepressivum. Mithilfe psychologischer Begleitung konnte ich nicht nur meine schwere Angststörung überwinden, sondern auch negative Gedankenmuster durchbrechen und die dringend benötigte Selbsterkenntnis gewinnen. Das verhalf mir zu mehr Ausgeglichenheit, Selbstbewusstsein und einer positiven inneren Haltung. Unsere mentalen Zustände haben eine enorme Wirkung auf den physischen Körper, und ich glaube, als ich verstand, wie wahrhaft miteinander verbunden mein Geist und mein Körper sind, wurde es leichter, die notwendigen Schritte zur Verbesserung meiner allgemeinen Gesundheit zu unternehmen.

Darüber hinaus habe ich es als große Hilfe empfunden, ein Projekt, etwas, das mir am Herzen liegt, oder ein Hobby zu haben. Jeder braucht etwas, womit er gerne Zeit verbringt und das seine Aufmerksamkeit von Problemen ablenken kann, wenn auch nur für kurze Zeit. Ein paar Monate nach meiner Diagnose begann ich, einen Roman zu schreiben, an dem ich gearbeitet hatte, als ich zum ersten Mal krank wurde. Wenn ich zurückblicke, wird mir klar, dass die Konzentration auf diese Aufgabe meine Gedanken für die meiste Zeit von der Krankheit fernhielt und es mir so leichter fiel, meine Angst in Schach zu halten. Ich glaube fest daran, dass es unsere körperliche und emotionale Gesundheit enorm verbessern kann, wenn wir unsere Zeit mit etwas verbringen, was uns Freude macht.

Im Laufe der Jahre habe ich auch Meditation, Yoga und Hypnose ausprobiert. All diese Dinge haben mir in verschiedenen Phasen meines Lebens geholfen, aber letztlich stehe ich heute da, wo ich bin, weil ich mich voll und ganz auf meine Heilung konzentriert habe. Ich war immer weiter auf der Suche nach Lösungen und habe nicht aufgegeben. Es gibt viele verschiedene Möglichkeiten, um mit emotionalem Ungleichgewicht umzugehen. Man muss selbst entscheiden, was am besten zu einem passt, aber das Ignorieren von Problemen ist keine Lösung. Lernen Sie, die Anzeichen von Stress und Ängsten rechtzeitig zu erkennen, und erlauben Sie ihnen nicht, Ihr Leben zu dominieren. Das ist ein wichtiger Schritt, um Ihre Autoimmunerkrankung in Remission zu halten.

KAPITEL 9

Die eigene Reise

»Wenn wir mutig genug sind, das anzunehmen, was uns Angst macht, können wir unsere Intuition wecken und einen neuen Weg zur Heilung erschaffen.«

Kris Carr

Es könnte Jahre, vielleicht Jahrzehnte dauern, bis das medizinische Establishment erfasst, dass hochdosiertes Vitamin D der sicherste und effektivste Weg ist, um das Fortschreiten von Autoimmunkrankheiten zu stoppen und sogar bereits vorhandene Schäden ein Stück weit umzukehren. Auf meiner persönlichen Reise habe ich sehr früh gelernt, dass ich keine Jahre, geschweige denn Jahrzehnte habe, um auf die perfekte Lösung zu warten – auf eine hochwirksame Behandlung, die von der Wissenschaft bewiesen und überprüft wurde. Ich musste herausfinden, was aktuell die bestmögliche Lösung ist.

Was ich gefunden habe, hat mein Leben verändert, und ich weiß, dass Millionen Menschen auf der ganzen Welt auch von diesen Informationen profitieren können. Wenn Sie meinen, dass hochdosiertes Vitamin D etwas ist, das Sie ausprobieren möchten, finden Sie am Ende des Buches auf Seite 129 eine Liste mit Diskussionsforen, Videos, Blogs und Websites, auf denen man sich mit anderen Patienten austauschen kann.

Dort können Sie Ihre Zweifel an dieser Behandlung klären, eine aktualisierte Liste der von Dr. Coimbra ausgebildeten Ärzte finden und untertitelte Interviews mit Dr. Coimbra oder langjährigen Patienten anschauen.

Vielleicht fürchten Sie, dass es schwierig ist, einen Arzt zu finden, der nach dem Coimbraprotokoll in Ihrem Land behandelt, aber bedenken Sie, dass die meisten Ärzte, die jetzt hochdosiertes Vitamin D in Europa, Kanada und den USA verschreiben, zum ersten Mal durch ihre eigenen Patienten davon erfahren haben. Vielleicht ist auch Ihr Arzt daran interessiert.

Ich möchte Sie dazu ermutigen, sich den Diskussionsgruppen anzuschließen, die ab Seite 129 aufgeführt sind. Es gibt viele sachkundige Mitglieder in diesen Gruppen, darunter auch Ärzte und Menschen, die selbst eine Autoimmunkrankheit haben und das Coimbraprotokoll als ihre Behandlung gewählt haben. Dort lassen sich die meisten Zweifel über die Einnahme von hochdosiertem Vitamin D lösen. Lassen Sie sich nicht von der Sprachbarriere abschrecken. Es gibt in den Gruppen automatische Übersetzungen für alle Beiträge und Kommentare. Viele Gruppen sind so groß geworden, mit Patienten aus so vielen Teilen der Welt, dass man eine Frage in fast jeder Sprache stellen und sicher sein kann, eine Antwort zu bekommen. Noch vor wenigen Jahren war eine solche Interaktion mit Patienten von der anderen Seite des Ozeans nicht möglich. Mein Rat ist, die virtuellen Netzwerke zu Ihrem Vorteil zu nutzen. Suchen Sie nach Geschichten von Menschen, die die gleiche Krankheit überstanden haben, stellen Sie sich vor und sprechen Sie mit ihnen. Benutzen Sie Ihren kritischen Verstand, um herauszufinden, was für Sie funktionieren könnte. Übernehmen Sie Verantwortung für Ihre Gesundheit.

Wenn Sie Ihre Entscheidung getroffen haben und mit dem Protokoll beginnen, bleiben Sie hartnäckig. Ich habe Leute kennengelernt, die sich nach ein paar Wochen besser fühlten, andere, wie ich, brauchten ein paar Monate. Erwarten Sie kein Wunder, denn hochdosiertes Vitamin D ist eine medizinische Behandlung. Denken Sie daran, dass die meisten Autoimmunkrankheiten sich über viele Jahre entwickelt haben, bevor sich die ersten Symptome manifestierten. Der Körper braucht Zeit, um Zellen, die über Jahrzehnte zerstört wurden, zu regenerieren. Für Patienten mit Multipler Sklerose ist es wichtig zu wissen, dass das zentrale Nervensystem das System im Körper ist, das am langsamsten heilt – also sind Geduld und Entschlossenheit ein Muss. Wenn ich mit Patienten spreche, die gerade mit der Behandlung beginnen, sage ich ihnen, dass sie sicherstellen sollen, alles richtig zu machen, sie sollten alle notwendigen Laboruntersuchungen und notwendige Dosis-Anpassungen durchführen und dabei versuchen, eine positive Einstellung beizubehalten. Nach einem Jahr, wenn sie ihre MRTs (oder die Tests, die für ihren Zustand relevant sind) erhalten, haben sie solide Beweise dafür, was Vitamin D kann.

Soweit zu meiner Reise mit dem Coimbraprotokoll und meiner Autoimmunerkrankung. Hochdosiertes Vitamin D befreite mich von meinen Symptomen, half mir, von einem toxischen Medikament wegzukommen. Es erlaubte mir, ohne Angst vor der Zukunft zu leben. Ich habe Multiple Sklerose, aber jetzt habe ich auch mein Leben zurück. Ich fühle mich energiegeladen, fühle mich gesund und fühle mich die meiste Zeit gut. Mich gut zu fühlen ist nun mein Normalzustand. Ich weiß, dass das erst der Beginn ist. Es kann auch Ihr Anfang sein.

KAPITEL 10

Erfahrungsberichte

»Eine der effektivsten Methoden, um medizinischen Pessimismus zu neutralisieren, ist jemanden zu finden, der das gleiche Problem wie du hat und jetzt geheilt ist.«

Dr. Andrew Weil

Larissa M.
Ouro Fino, Brasilien
Multiple Sklerose

Ich erhielt die Diagnose Multiple Sklerose 1999, als ich 30 Jahre alt war, und begann direkt mit einer Interferon-Behandlung. Ich nahm ein Jahr lang Interferon und in dieser Zeit hatte ich mehrere Schübe. Zudem litt ich unter den Nebenwirkungen der Behandlung. Ich erkannte bald, dass dieses Medikament meine Situation verschlechterte. Meine MRTs zeigten so viele Läsionen, dass die Ärzte mir sagten, ich würde wahrscheinlich in fünf Jahren im Rollstuhl sitzen. Ich bin Anwältin und zu dieser Zeit arbeitete ich für eine Anwaltskanzlei in einer kleinen Stadt, also entschied ich mich, nach São Paulo zu ziehen, weil ich glaubte, dort eine bessere Behandlung finden zu können.

Ich begann mit einer makrobiotischen Diät, Akupunktur-Behandlungen sowie einigen anderen alternativen Therapien. Ich entschied mich dafür, keine verschreibungspflichtigen Medikamente mehr einzunehmen und einfach mit alternativen Behandlungen weiterzumachen. Leider waren diese Behandlungen nicht erfolgreich. 2004 begann ich dann mit der Einnahme von Copaxone, aber auch damit spürte ich keine Verbesserungen. Das ging bis 2005, als ich von einer Freundin, deren Mutter eine Patientin von Dr. Cicero Coimbra ist, von der Behandlung mit hohen Dosen Vitamin D hörte. Ich beschloss, einen Termin zu vereinbaren.

Bei meinem ersten Termin erzählte mir Dr. Cicero von der erstaunlichen Rolle, die Vitamin D für das Immunsystem spielt, und ich erinnere mich daran, wie ich mich bei seinen Worten auf meinem Stuhl entspannte, ruhig dasaß und ihm zuhörte. Ich hatte jahrelang nach etwas gesucht, das bei dieser Krankheit half, und an diesem Tag wusste ich, dass ich es gefunden hatte. Ich dachte mir: »Ich bin gerettet! Das ist der richtige Weg.«

Als ich meiner Familie erzählte, dass ich eine Behandlung mit Vitamin D beginnen würde, waren sie besorgt. Es gab zu dieser Zeit keine Selbsthilfegruppen oder ausreichend Literatur, die ihnen helfen konnten, zu verstehen, worum es bei der Behandlung ging. Sie mussten sich ausschließlich auf meine Worte verlassen und darauf, dass ich wirklich glaubte, dass die Behandlung sicher und wirksam war.

Ich begann 2005 mit dem Coimbraprotokoll und die Erschöpfungszustände waren das erste Symptom, das verschwand. Allerdings war meine Resistenz gegenüber Vitamin D sehr hoch und in den ersten zwei Jahren hatte ich Probleme, es zu verstoffwechseln. Dr. Cicero sagte, dass mein hohes Stressniveau dieses Problem noch schlimmer machen würde. Er schlug vor, dass ich ein Anxiolytikum gegen die Angst und den Stress nehme solle, aber ich beschloss stattdessen, nach spiritueller Hilfe zu suchen. Ich ging zu einem sehr bekannten spirituellen Heiler in Brasilien, John of God, an einem Ort namens Casa de Dom Inácio de Loyola. Ich war begeistert von der Arbeit, die die Menschen dort leisteten, und beschloss, eine Weile an diesem Ort zu leben. Nach ein paar Monaten sagte mir Dr. Cicero, dass mein Körper zum ersten Mal reagierte und meine Resistenz gegenüber Vitamin D überwunden war. Danach zeigten sich langsam Verbesserungen.

Nachdem ich eineinhalb Jahre in der Casa de Dom Inácio de Loyola gelebt hatte, erzählte mir John of God, dass ich von MS geheilt worden sei, und gleich darauf sagte mir Dr. Cicero, dass mein Vitamin-D-Spiegel gut sei und dass es keine weiteren Schübe geben und die Krankheit nicht weiter fortschreiten würde. Die Symptome gingen weiter zurück und nach zehn Jahren habe ich das Gefühl, dass es immer noch besser wird. Vor ungefähr zwei Jahren habe ich bemerkt, dass meine Wärmeunverträglichkeit verschwunden ist. Es ist sehr heiß in der Region Brasiliens, in der ich lebe, aber jetzt kann ich sogar an heißen Tagen auf die Straße gehen. Ich litt auch unter Inkontinenz und erst kürzlich bemerkte ich, dass der ungewollte Urinverlust verschwunden ist. Ich muss keine schützende Unterwäsche mehr tragen! Ich habe immer noch ein paar Probleme, wie Harndrang und Schwierigkeiten, mein linkes Bein zu beugen. Ich denke, wenn ich diese Probleme nicht hätte, würde ich mich nicht daran erinnern, dass ich MS habe. Ich fühle mich geheilt.

Ich nehme seit über zehn Jahren hochdosiertes Vitamin D. Ich hatte nie eine Nebenwirkung von dieser Behandlung und ich hatte nie wieder einen Schub. Ein weiterer Vorteil dieser Behandlung ist, dass mein Immunsystem jetzt viel stärker ist. Ich bekomme keine Erkältungen oder Harnwegsinfekte wie früher, auch das hilft, die MS in Remission zu halten.

Interessant ist, dass meine Mutter gleich nach Beginn meiner Behandlung einen Termin mit Dr. Cicero wahrnahm und auch begann, hohe Dosen Vitamin D zu nehmen, um ein gesundheitliches Problem zu behandeln. Meine Mutter war 80 Jahre alt, als sie ihre Behandlung begann. Jetzt ist sie 91 Jahre, sie nimmt täglich 60 000 IE ein und lässt regelmäßig Tests durchführen, um sicherzustellen, dass ihr Kalziumspiegel und ihre Nierenfunktionen in Ordnung sind. Kürzlich erhielt sie von ihrem Geriater die Nachricht, dass ihre Nieren in ausgezeichnetem Zustand sind.

Vor einigen Jahren machte mein Physiotherapeut ein Video von mir, als ich Schwierigkeiten beim Laufen hatte. Bald werde ich ein neues Video drehen und es in unserer Selbsthilfegruppe auf Facebook posten, um die Verbesserungen zu zeigen, die sich bei mir in den letzten Jahren eingestellt haben. Seit der Diagnose MS sind siebzehn Jahre vergangen. In den letzten zehn Jahren ist die Krankheit nicht weiter vorangeschritten, im Gegenteil. Ich genese.

Nayra B.
(Geschrieben von ihrer Mutter, Marcia C.)
São Paulo, Brasilien
Multiple Sklerose

Meine Tochter Nayra hat Multiple Sklerose.

Heute erschreckt mich diese Tatsache nicht mehr, aber vor sechzehn Jahren war Multiple Sklerose mein schlimmster Albtraum, denn die Krankheit flackerte bei Nayra das erste Mal auf, als sie zehn Jahre alt war. Es begann im April 2000 mit einem Kribbeln in den Fingern ihrer rechten Hand. Ich brachte sie zum Kinderarzt und er sagte uns, es sei nichts, wir sollten uns keine Sorgen machen. Drei Tage später hatte sich das Kribbeln verstärkt und ich brachte sie in die Notaufnahme. Sie machten viele Tests, Bluttests, Urin, Ultraschall, MRTs und schließlich zeigten die Tests eine Läsion zwischen den Halswirbeln C3 und C4. Die Ärzte vermuteten einen Tumor und schlugen eine Operation vor, aber ich entschied mich für eine zweite Meinung und brachte Nayra in ein anderes Krankenhaus. Es waren sehr schwierige Tage für uns. Sie begann eine Behandlung, bei der sie sechs Monate lang Kortikosteroide und entzündungshemmende Medikamente einnahm. Ihr Zustand besserte sich rasch und bald war sie völlig genesen.

Fast ein Jahr verging, bis im Jahr 2001 das Kribbeln wieder begann, diesmal in den unteren Extremitäten, beginnend in den Füßen und schnell die Beine hinaufkletternd. Ich war schockiert und eilte mit ihr in die Notaufnahme. Wir machten noch einmal dasselbe durch, mehrere Tests und mehr Kortikosteroide. Diesmal sprachen die Ärzte von einer »demyelinisierenden Erkrankung«, aber wir erhielten immer noch keine Diagnose.

2002 hatte sie dann zwei Schübe und 2003 zwei weitere. Jeder Schub brachte ein anderes Symptom mit sich. Kribbeln in den Armen, Beinen und im Bauch, Hitze oder Kälte in verschiedenen Teilen des Körpers und schließlich Sehstörungen. Bei einem der Schübe im Jahr 2003 verlor Nayra teilweise ihre Sehkraft. Ich geriet in Panik. Ich brachte sie ins Krankenhaus und nahm all ihre Krankenakten mit. Der Neurologe, der sie untersuchte, sagte mir, dass sie Multiple Sklerose hat. Ich wusste nicht, was Multiple Sklerose ist. Ich war so erschrocken. Je mehr der Arzt erklärte, desto weniger verstand ich. Sie wurde für eine Kortison-Stoß-Therapie ins Krankenhaus eingeliefert. Mit dieser Diagnose ging ich ins Hospital das Clínicas in São Paulo, von dem ich wusste, dass sie dort von MS-Spezialisten behandelt werden würde. Die Neurologin verschrieb Copaxone, eine schmerzhafte Spritze, die sie jeden Tag bekommen musste. Das war für eine Dreizehnjährige sehr schwierig.

Ich begann, nach Informationen über die Krankheit zu forschen, und je mehr Informationen ich fand, desto ängstlicher wurde ich. Ich ging zu MS-Verbänden, aber verließ diese Orte immer sehr deprimiert, weil ich viele Menschen in Rollstühlen und mit verschiedenen Behinderungen sah. Ich stellte mir meine Tochter in ein paar Jahren vor und verzweifelte. Es fiel mir schwer, mit meinem Leben, meiner Arbeit weiterzumachen und mich mit der Vorstellung auseinanderzusetzen, dass meine Tochter eine schwere, unheilbare Krankheit hatte. Ich bat Gott täglich um seinen Segen und ein Licht in diesen dunklen Zeiten. Eines Tages traf ich im Hospital das Clínicas eine Neurologin, die auch Multiple Sklerose hatte. Sie war die Assistentin von Nayras Neurologen. Zu dieser Zeit hatte diese Ärztin bereits schwere Behinderungen. Sie konnte nicht ohne Gehstöcke gehen und hatte Schwierigkeiten beim Sprechen. Sie erzählte mir, dass dies die Zukunft von Patienten mit MS sei. Aber sie gab mir auch den Namen einer Yahoo-Gruppe, wo ich Antworten auf meine Fragen bekommen konnte. Es handelte sich um eine Gruppe von MS-Patienten, die in diesem Krankenhaus behandelt wurden. Ich trat der Gruppe noch am selben Tag bei, stellte mich vor und sprach über Nayras Probleme mit MS. Ich hinterließ meine Telefonnummer, bat um Hilfe, um ein Wort, irgendeinen Trost für mein Herz.

Ein paar Tage später hatte ich auf meinem Anrufbeantworter eine Nachricht von einer Frau, die auch eine Tochter mit MS hatte, und ihre Geschichte war ähnlich wie meine. Ihre Tochter war auch schon sehr früh diagnostiziert worden und die ganze Familie hatte sehr gelitten. Sie bat mich, sie anzurufen, damit wir über diesen Neurologen sprechen konnten, Dr. Cicero Coimbra, der eine neue Behandlung für MS mit Vitamin D anbot. Ich rief sie an und sie erzählte mir, dass sie fünzig der renommiertesten Neurologen Brasiliens kontaktiert hatte, als sie erfahren hatte, dass ihre Tochter MS hatte, alle bekannten Professoren und Abteilungsleiter in den wichtigsten Krankenhäusern des Landes. Nur einer dieser Ärzte hatte ihr geantwortet, es war Dr. Cicero Coimbra. Ich wunderte mich über das, was sie berichtete, über die Behandlung mit Vitamin D und die Ergebnisse ihrer Tochter.

Ich rief Dr. Ciceros Praxis an und vereinbarte einen Termin. Unser erster Besuch dauerte fast vier Stunden mit detaillierten Erklärungen der Behandlung und was wir davon erwarten konnten. Wir gingen voller Hoffnung und mit einem Rezept für Vitamin D und einigen anderen Nahrungsergänzungsmitteln nach Hause.

Unmittelbar nach dem Termin sagte Nayra, sie würde die Spritzen nie wieder nehmen. Dr. Cicero hatte uns gesagt, dass es keinen Unterschied machte, ob sie Copaxone einnahm oder nicht; es läge an uns. Vitamin D würde Nayras Immunsystem ausgleichen und die Krankheit würde in Remission gehen.

Das war im Jahr 2003. Nayra nimmt nun seit dreizehn Jahren hohe Dosen Vitamin D. Dr. Cicero hatte recht. Sie hat keine Spritze oder Steroide mehr genommen und das Beste ist, dass sie nie wieder einen Schub hatte. Im Laufe der Monate wurde mir klar, dass Nayras Erschöpfungssyndrom verschwunden war. Sie schrieb sich in der Hallenfußballmannschaft ihrer Schule ein. Sie ging wieder zu Fuß zur Schule, ich brauchte sie nicht mehr zu fahren. Unser Leben begann sich in jeder Hinsicht zu verändern. Ich fing an, besser zu schlafen, besser zu arbeiten und mich auch besser zu fühlen. Kurz gesagt, alles hat sich verbessert. Als ich Dr. Cicero erzählte, dass Nayra an der Meisterschaft ihrer Fußballmannschaft teilnehmen würde, war selbst er überrascht, wie schnell sie sich erholte.

Zuerst hatten wir alle drei Monate einen Termin bei Dr. Cicero, dann alle sechs Monate und schließlich jährliche Besuche. So vergingen die Jahre mit Dosis-Anpassungen, regelmäßigen Laboruntersuchungen, Einnahme der Ergänzungspräparate, Befolgung der spezifischen, durch das Protokoll vorgeschriebenen Diät und, am wichtigsten, der Einnahme von Vitamin D.

Normales Leben!

Während dieser Jahre forderte Dr. Cicero keine MRTs an, denn Nayra ging es die ganze Zeit über gut. Mit achtzehn lebte sie zwei Jahre allein in Italien und hatte nie irgendwelche Symptome. Sie lebt wie jede andere junge Frau ihr Leben; sie studiert, arbeitet, reist, fährt Fahrrad, macht Sport, geht ins Fitnessstudio und nimmt ihre Vitamine. Eine Empfehlung, auf die Dr. Cicero wirklich bestand, war, dass sie alles tun sollte, um Stress zu vermeiden, da Stress und Angst Schübe auslösen können. Mit Vitamin D und ohne Stress gab es in all diesen dreizehn Jahren keine Schübe. Nayra führt ein ganz normales Leben. Sie ist eine schöne, lebhafte, gesunde junge Frau.

Anfang 2015 forderte Dr. Cicero MRTs an, um sie mit den vorherigen Bildern vergleichen zu können. Welch schöne Überraschung war es, dass alle Läsionen in ihrem Gehirn und Rückenmark verschwunden waren! Es war nur noch eine kleine, kaum sichtbare Läsion im Gehirn zu sehen. Es ist so traurig, dass die meisten Ärzte diese Behandlung weiterhin unbeirrt ignorieren. Bei jeder Gelegenheit spreche ich mit Menschen mit MS oder anderen Autoimmunerkrankungen über Nayras Erfahrung mit Vitamin D.

Tausende von Menschen führen diese Behandlung durch und erleben täglich Besserung. Menschen auf der ganzen Welt kommen nach Brasilien oder konsultieren Ärzte in anderen Ländern, die dieses Protokoll bereits anwenden. Ich bin immer wieder dankbar, dass Gott mir diese Gnade geschenkt hat und mich mit Dr. Cicero Galli Coimbra in Kontakt gebracht hat. Ich bin Dr. Cicero ewig dankbar für seine Hingabe und Treue zum hippokratischen Eid, für seine Hingabe seinen Studien und Patienten gegenüber, den Beitrag, den er zur Medizin und Wissenschaft geleistet hat, und dass er ein Mensch ist, der einen Teil seines Lebens opfert, um uns Gesundheit zu schenken. Danke Dr. Cicero Galli Coimbra.

Leila G.
Divino, Brasilien
Psoriasis und Psoriasis-Arthritis

Ich fühlte die ersten Psoriasis-Symptome vor etwa zwanzig Jahren. Es begann auf meiner Kopfhaut, mit Juckreiz und Abblättern der Haut, was ich für Schuppen hielt. Ich ging zu einem Hausarzt, der mir eine Salbe verschrieb, die ich eine Zeit lang benutzte, aber sie machte es nur noch schlimmer. Danach konsultierte ich eine Reihe von Ärzten; ich erhielt jedoch keine Diagnose. Ich hatte keine Ahnung, was mit mir los war.

1992 heiratete ich. Bis dahin waren auch einige kleine Läsionen an meinem Rücken aufgetreten. Zu dieser Zeit erlebte ich ein ernstes emotionales Trauma. Ich glaube, das war es, was den ersten großen Ausbruch der Krankheit auslöste. Psoriasis hatte meinen Körper übernommen. Sogar meine Nägel entwickelten Läsionen und lösten sich ab. Manchmal schmerzten die Läsionen, die Haut riss auf und blutete, besonders wenn ich nervös war. Nur meine Füße und Hände waren frei von Läsionen. Wohin ich auch ging, hinterließ ich Hautschuppen auf dem Boden.

Meine Familie, besonders meine Mutter, war keine Hilfe. Ich denke, sie wollte eine perfekte Tochter haben. Zum Glück war mein Mann sehr verständnisvoll und unterstützte mich. Inmitten all meiner Gesundheitsprobleme bekamen wir drei Töchter.

Mittlerweile hatte ich endlich die Diagnose Psoriasis bekommen. Ich bin Grundschullehrerin und meine Arbeit ist sehr anspruchsvoll. Hinzu kamen viele familiäre Krisen (meine Mutter sagte sogar einmal, ich hätte den Teufel in meinem Körper – wegen der Psoriasis) und die alltäglichen Probleme, die die Krankheit verschlimmerten.

Im Jahr 2003 verordnete mein Dermatologe das Medikament Methotrexat. Zuerst war alles in Ordnung und meine Haut besserte sich in weniger als einem Monat. Aber als ich das Medikament absetzte, machte sich der Absetzeffekt dadurch bemerkbar, dass ich Psoriasis-Arthritis bekam. Jetzt war ich sehr krank, hatte starke Schmerzen, kleine Töchter und konnte kaum gehen.

Wieder war meine Familie keine Hilfe, ganz im Gegenteil. Meine Mutter pflegte in ihrer Bibel zu lesen und zu sagen, dass Jesus mit ihr redete und dass ich so leiden würde, weil ich zu viel gesündigt hätte. Das war die Unterstützung, die ich bekam. Mein Mann kümmerte sich allein um unsere Töchter und um mich, neben all der schweren Arbeit auf unserem Land.

Die Behandlung war schwierig. Ich lebe in einer sehr kleinen Stadt in Brasilien, wo es keine Rheumatologen gibt. Für die Behandlung mit Prednison und Diclofenac musste ich immer in eine größere Stadt fahren. Damals kannte ich nicht alle Nebenwirkungen, die diese Medikamente verursachen können. Ich quoll richtig auf, meine Haut wurde noch schlimmer als zuvor – es war die schlimmste Zeit meines Lebens. Ich begab mich in Gottes Hände und bat ihn um Heilung, weil ich wusste, dass diese Behandlungen niemals zur Heilung führen würden. Ich war zwei Jahre lang arbeitsunfähig und musste mich wegen der Arthritis von meinen Schülern verabschieden.

Eines Tages, als ich in einer anderen Stadt war und auf einen Arzttermin für eine meiner Töchter wartete, wurde mir sehr übel. Ich musste mich die ganze Nacht übergeben und wurde in die Notaufnahme gebracht. Mein Körper lehnte sich gegen all die Medikamente auf. Ich beschloss, dass es an der Zeit war, diese Medikamente abzusetzen, und begann nach alternativen Behandlungsmethoden zu suchen. Ich nahm jedoch immer noch Indometacin ein, das von einem anderen Rheumatologen verschrieben worden war. Später hörte ich auch damit auf.

Ich behandelte mich von da an selbst mit Homöopathie, Kräutern und leichten Sportübungen. Langsam fühlte ich mich besser und konnte kurze Spaziergänge machen. Während ich Prednison eingenommen hatte, hatte sich mein Gewicht von 155 auf 200 Pfund erhöht, also begann ich eine Diät und verlor mein überflüssiges Gewicht. 2010 fing ich mit Capoeira an, 2013 mit Pilates und im Mai 2014 mit Thaiboxen. Ich weiß nicht, was genau die Verbesserungen für die Arthritis gebracht hat, es war wahrscheinlich eine Kombination von allem, was ich tat – die verschreibungspflichtigen Medikamente wegzulassen, auf Homöopathie und natürliche Behandlungen zu setzen, Gewicht zu verlieren und zu trainieren. Ich riss mich zusammen, aber meine Haut war immer noch sehr schlimm und voller Läsionen. Während meiner Suche fand ich eine Gruppe auf Facebook namens »Psoriase«. Einige der Mitglieder sprachen über ihre Erfahrungen mit natürlichen Behandlungen und eine Frau erzählte uns von ihren Erfahrungen mit einer Behandlung mit hohen Dosen Vitamin D. Auf meiner Reise hat Gott immer einen Weg gefunden, Engel in mein Leben zu bringen.

Mein Interesse war geweckt und ich fing an zu recherchieren. Die Mitglieder, die diese Behandlung kannten, waren felsenfest davon überzeugt, wie gut sie war. Im August 2014 begann ich, täglich 10 000 IE Vitamin D zu nehmen und setzte meine Nachforschung fort. Ich beschloss, Dr. André Lage in Vespasiano anzurufen. Damals war er der einzige Arzt im Bundesstaat Minas Gerais, der das von Dr. Cicero Coimbra erarbeitete Protokoll verschrieb. Ich konnte es mir zu dieser Zeit eigentlich nicht leisten, ihn zu konsultieren, aber ich beschloss, Geld zu sparen und in meine Gesundheit zu investieren. Ich musste diese Krankheit loswerden. Im Dezember 2014 hatte ich endlich meinen Termin.

Da der Arzt in einer anderen Stadt war, verließ ich am Tag des Termins morgens um halb zwei das Haus und kam um acht Uhr abends zurück. Ich erhielt die beste ärztliche Beratung meines Lebens. Sie dauerte zweieinhalb Stunden. Wir sprachen über viele verschiedene Themen. Dr. André befragte mich detailliert zu meiner Psoriasis und erklärte die Behandlung im Detail. Ich hatte bereits die notwendigen Laboruntersuchungen gemacht, da Dr. André mir die Anfrageformulare für die Tests vor dem Termin per E-Mail geschickt hatte. Ich verließ seine Praxis und fühlte mich sicher, dass dies die Behandlung meines Lebens sein würde. Er verschrieb 70 000 IE Vitamin D, Glutamin, um mein Knorpelgewebe zu heilen, und eine Reihe anderer Vitamine und Nahrungsergänzungsmittel.

Erstaunlicherweise stellten sich die Verbesserungen sofort ein. Meine Haut fing an sich zu klären. Nur meine Familie wusste, dass ich diese Behandlung machte. Ich hatte niemandem davon erzählt, aber die Reaktionen der Leute ließen nicht lange auf sich warten. Den Termin hatte ich während der Ferien, aber als ich im Februar wieder zur Arbeit kam, beglückwünschten meine Kollegen mich und fragten, was ich getan hätte. Die Menschen merkten, wie viel besser ich aussah. Und das Beste: Ich hinterließ keine Hautschuppen mehr, wo immer ich ging.

Heute, ein Jahr nach meinem ersten Termin und ein Jahr und vier Monate seit dem Tag, an dem ich begonnen habe, Vitamin D einzunehmen, ist die Verbesserung erstaunlich. Meine Haut wird immer besser. Das ist die Behandlung, um die ich Gott bat. Und ich werde das nicht geheim halten. Ich möchte für andere tun, was für mich getan wurde.

Ich bin all den Engeln dankbar, die mir auf dem Weg geholfen haben: Dr. Cicero Coimbra, Dr. André Lage, den Mitgliedern der Facebook-Gruppe, die mich ermutigt haben, mehr über hohe Dosen Vitamin D in Erfahrung zu bringen, den ganzheitlichen Therapeuten, mit denen ich im Laufe der Jahre gearbeitet habe, und so vielen anderen Menschen.

Danke.

Ana L.
Bukarest, Rumänien
Multiple Sklerose

Ich hatte 2008 die ersten MS-Symptome, die Erkrankung wurde aber erst ein Jahr später diagnostiziert. Ich erinnere mich, dass ich eines Tages am Flughafen war und einfach nicht mehr laufen konnte. Mein kleiner rosa Koffer war plötzlich so schwer. Ich sagte meinen Flug ab und kehrte nach Hause zurück. Als ich mich ausruhte, gingen die Symptome weg.

Am nächsten Tag ging ich ins Krankenhaus, und sobald ich anfing, meine Erfahrungen zu berichten, bat der Arzt um Tests. Das MRT und die Lumbalpunktion bestätigten die MS-Diagnose. Natürlich litt ich sehr darunter; es war ein Schock und unglaublich schwer, eine so schreckliche Diagnose zu akzeptieren, besonders in einem so jungen Alter wie meinem. Ich war Anfang zwanzig.

Ich begann die Behandlung mit Interferon beta, aber einige Monate später hatte ich neue Läsionen, bestätigt durch das MRT. Ich reagierte nicht gut auf das Medikament, da ich jedes Jahr eine Reihe von Schüben hatte. Ich hatte gewöhnlich zwei oder drei Schübe pro Jahr. Die Behandlung mit Methylprednisolon half mir jedes Mal, zwar eine fast vollständige, aber nie einen kompletten Rückgang meiner Symptome zu erreichen.

Anfang 2012 hatte ich dann den stärksten und aggressivsten Schub aller Zeiten. Ich nahm acht Gramm Solu-Medrol, ein Gramm pro Tag, acht Tage lang. Mit der Kortisonbehandlung und einigen Physiotherapiesitzungen erreichte ich eine geringe Besserung. Ein neues MRT zeigte vier neue Läsionen im Rückenmark. Ich war seit mehr als einem Jahr wirklich krank. Gehen war in dieser Zeit eine enorme Anstrengung, ich hatte neue Symptome wie »MS-Umarmung«, Gleichgewichtsprobleme und eine starke Spastik.

Also erreichte ich in dieser kurzen Zeit einen EDSS-Wert (Expanded Disability Status Scale, die Erfassung des Schweregrads der Behinderung) von 4,5. Meine MS wurde als sehr aggressiv angesehen und ich begann eine Behandlung mit Tysabri, einem monoklonalen Antikörper, einem sehr wirksamen Medikament, aber mit schwerwiegenden Nebenwirkungen, einschließlich PML (progressive multifokale Leukenzephalopathie). Ich war positiv auf das JC-Virus getestet worden, also sagte mir mein Neurologe, ein MS-Spezialist, dass ich das Mittel nicht länger als zwei Jahre einnehmen könnte. Ich habe dieses Medikament fast ein Jahr lang eingenommen. Es war meine persönliche Entscheidung, es 2013 zu abzusetzen.

Was ich meinem Neurologen nicht gesagt hatte, war, dass ich nach meinem Schub 2012 mit der Einnahme von Vitamin D begonnen hatte. Im April 2012 begann ich, die auf Pubmed, einem Dienst der US-amerikanischen Nationalbibliothek für Medizin, veröffentlichten Studien zu lesen. So viele Studien bestätigten die Bedeutung von Vitamin D für diese Krankheit. Ich begann, physiologisch wirksame, sichere Dosen zwischen 5000 und 10000 Einheiten täglich einzunehmen. Ich erinnere mich, dass mich eine Studie von Dr. Mowry beeindruckte. Die Studie, veröffentlicht auf Pubmed, besagte, dass ein Anstieg des Vitamin-D-Spiegels von jeweils 10 ng/ml mit einem 15 Prozent niedrigeren Risiko einer neuen T2-Läsion und einem um 32 Prozent niedrigeren Risiko eines Schubs verbunden war.

Eines Tages las ich ein Buch mit einigen interessanten Informationen über einen Neurologen aus Brasilien, der MS mit hohen Dosen von Vitamin D behandelte. Ich sah eine Dokumentation über einen jungen brasilianischen Patienten, Daniel Cunha, mit dem Titel »Vitamina D – Por Uma Outra Terapia«. Ich recherchierte weiter über diesen Arzt und seine Behandlung und trat mit seinen MS-Patienten über das Internet in Kontakt. Sein Name war Dr. Cicero Galli Coimbra, Doktor, Neurologe, Leiter des Labors für Neuropathologie und Neuroprotektion und Professor für Neurologie an der Federal University of São Paulo.

Und so beginnt der gute Teil der Geschichte.

Ich folge dem Protokoll von Dr. Coimbra jetzt seit drei Jahren und sieben Monaten. Zurzeit nehme ich täglich 70000 Einheiten Vitamin D, verbunden mit einer kalziumarmen Ernährung und reichlich Flüssigkeit, um Hyperkalzämie und Hyperkalzurie zu vermeiden. Meine Dosis wurde letztes Jahr bei meinem letzten Termin mit Dr. Coimbra in Brasilien angepasst. Diese Vitamin-D-Dosis wurde basierend auf den Ergebnissen meiner individuellen Labortests bestimmt. Ich habe keine Nebenwirkungen bei dieser Behandlung. Ich lasse alle vier Monate Blut- und Urintests machen, die bestätigen, dass meine Nieren gesund sind.

Ich habe jetzt einen EDSS von 3 und meine motorischen Symptome und mein Gleichgewicht haben sich erheblich verbessert. Der Harndrang verbesserte sich um 90 Prozent. Die Spastik und die »MS-Umarmung« sind vollständig verschwunden. Meine Lebensqualität hat sich deutlich verbessert.

Vor etwa drei Jahren teilte mir Dr. Coimbra mit, dass ich keinen weiteren Schub haben würde, dass ich ein normales Leben führen werde, abgesehen von den Behinderungen, die ich bei aktiver MS erlitten hatte, von denen ich mich aber nach und nach mit Physiotherapie erholen kann. Ich glaube, dass er recht hatte, denn meine MS war seither nicht mehr aktiv, die letzten MRTs 2013 und 2015 bestätigten, dass die Krankheit stabil ist, ohne neue oder aktive Läsionen. Ich denke, ich habe ziemliches Glück, weil ich die Möglichkeit hatte, diese Behandlung zu finden und durchzuführen. Mein Ziel für dieses Jahr ist es, meine Emotionen besser unter Kontrolle zu bringen und besser mit Stress umzugehen. Manchmal, wenn ich sehr gestresst bin, kehren einige alte Symptome vorübergehend zurück.

Da ich in Europa lebe, ist es definitiv ein großer Aufwand, zu den Beratungsgesprächen nach Brasilien zu reisen, aber es lohnt sich. Dies ist eine sehr kostengünstige und effektive Behandlung. Und es gibt einen großen Unterschied in meinem Leben vor und nach hohen Dosen Vitamin D. Worte können die Dankbarkeit und den Respekt, den ich für Dr. Coimbra und die Arbeit, die er in den letzten fünfzehn Jahren gemacht hat, nicht ausreichend beschreiben.

Juliana H.
Rio de Janeiro, Brasilien
Rheumatoide Arthritis

Alles begann im April 2014, als ich für eine kurze Zeit Schmerzen in den Gelenken verspürte und bei mir rheumatoide Arthritis diagnostiziert wurde. Ich war zu diesem Zeitpunkt 38 Jahre alt und hatte über zwanzig entzündete Gelenke. Das Gehen bereitete mir Schwierigkeiten, ich konnte nicht Auto fahren, ich konnte keine Milchschachtel oder eine Flasche Wasser öffnen, es fiel mir sehr schwer, mich anzuziehen, und ich konnte nicht einmal das Geschirr spülen, weil es unmöglich war, Töpfe und Pfannen anzuheben. Aber meine größte Angst war, dass ich mich nicht um meinen Sohn kümmern konnte, der zu dieser Zeit fünf Jahre alt war. Ich konnte kaum seine Schuhe anziehen, wenn er sich für die Schule fertigmachte.

Trotzdem war ich zuversichtlich, dass es mir bald besser gehen würde. Ich wurde von einem der renommiertesten Rheumatologen in Rio de Janeiro behandelt und war optimistisch. Ich begann mit der Standardbehandlung, die vom Arzt verschrieben wurde, aber es dauerte nicht lange und ich begann zu verzweifeln, weil mir klar wurde, dass ich für den Rest meines Lebens sehr starke Medikamente nehmen musste. Dann trat ich einigen RA-Online-Gruppen bei und bemerkte, dass die konventionelle Behandlung den meisten Patienten immer noch Schmerzen bereitete, ganz zu schweigen von den Nebenwirkungen. Zum Glück hatte ich von der hochdosierten Vitamin-D-Behandlung gehört. Meine Schwägerin war gerade mit Multipler Sklerose diagnostiziert worden und aus diesem Grund hatte ich ein Interview mit Dr. Cicero Coimbra über das Thema gesehen. Ich recherchierte viel, sprach mit Patienten und las zahlreiche wissenschaftliche Artikel. Deshalb war ich sehr gut informiert, als ich mich entschied, diese Behandlung zu versuchen. Das einzige, was mich etwas störte, war die geringe Zahl an Patienten mit rheumatoider Arthritis, die bisher mit dem Coimbraprotokoll behandelt worden waren. Zu dieser Zeit gab es sehr wenige, was mich zweifeln ließ, ob die Behandlung für RA so effektiv sein würde wie für MS. Dennoch vereinbarte ich einen Termin mit Dr. Sergio Menendez, einem Arzt aus dem Team von Dr. Coimbra in São Paulo.

Ich hatte mich entschieden, beide Behandlungen gleichzeitig anzuwenden, Vitamin D und die konventionelle Therapie, aber nachdem ich zwei Monate Methotrexat und Prednison genommen hatte, überdachte ich meine Entscheidung. Gleich am ersten Tag der Einnahme von Methotrexat fühlte ich mich sehr krank. Ich konnte in diesen Tagen so gut wie nichts machen. Prednison half, aber ich hatte zu viel Angst, es lange zu nehmen, weil eine Tante von mir, die auch an einer Autoimmunerkrankung litt und lange Zeit Steroide genommen hatte, nach zehn Jahren einen Hüftgelenkersatz gebraucht hatte. Schließlich hatte ich nun auch noch Schmerzen in Bereichen meines Körpers, wo ich nie zuvor Schmerzen gehabt hatte, hauptsächlich im Rücken. Ich fand heraus, dass es nicht die Krankheit war, die das verursachte, sondern das Medikament. Eine der Nebenwirkungen von Methotrexat waren Rückenschmerzen! Plötzlich ergab die konventionelle Behandlung für mich keinen Sinn mehr. Ein Medikament, das meinen Schmerz nehmen sollte, verursachte mir mehr Schmerz und schwächte zusätzlich mein Immunsystem. Ich setzte Methotrexat ab. Ich nahm das niedrig dosierte Prednison, während ich auf meinen Termin mit Dr. Menendez wartete, der einen Monat später angesetzt war.

Ich begann meine Behandlung mit Vitamin D im August 2014. Im ersten Monat verbesserte sich die Müdigkeit, die ich bis dahin noch nicht einmal als ein Symptom der RA zugeordnet hatte, sehr. Langsam begann ich wieder zu trainieren und auf Anraten meines Arztes begann ich Ballettunterricht zu nehmen, was ich liebe und als Kind bereits fünfzehn Jahre lang getan hatte. Zuerst humpelte ich in den Kurs. Ich hatte große Schmerzen und konnte nicht einmal die Hälfte der Übungen ausführen, aber allmählich ging es mir besser und im November konnte ich dem ganzen Kurs folgen. Im Dezember ging es mir bestens!

Als ich sah, dass die hohen Dosen Vitamin D bewirkten, dass ich die starken Schmerzmittel absetzen konnte und vor allem meine Schmerzen weggingen, war ich Dr. Coimbra unendlich dankbar. Heute fühle ich mich verpflichtet, über diese Behandlung zu sprechen, damit sie immer mehr Menschen erreicht und Patienten mit rheumatoider Arthritis, die immer noch unter der Krankheit und den Medikamenten leiden, Erleichterung verschafft. Ich habe mit einigen anderen Patienten, die dem Coimbraprotokoll folgen, auf Facebook eine Gruppe gegründet, um Erfahrungen über die Behandlung bei rheumatischen Autoimmunkrankheiten, insbesondere rheumatoider Arthritis, auszutauschen. Ich fing auch an, Fotos in Yogastellungen zu posten, denn ich begann Anfang 2015, Yoga zu praktizieren, was die Behandlung zusätzlich unterstützt. Yoga ist für mich eine weitere Möglichkeit, die Ergebnisse, die ich mit diesem Protokoll erzielt habe, zu zeigen und die zu ermutigen, die noch unsicher sind oder gerade mit der Behandlung beginnen.

Meine letzten Blutuntersuchungen, CRP und ESR, zeigten keinerlei Entzündungen. Ich hoffe, dass das Coimbraprotokoll eines Tages als offizielle Behandlung für Autoimmunkrankheiten anerkannt wird, weil es das Leiden vieler Patienten erleichtern kann. Nur wer Erfahrung mit dieser Krankheit macht, kennt den Schmerz, den wir fühlen, sowohl körperlich als auch geistig. Ich bin immer bereit, meine Erfahrung und die Ergebnisse zu teilen, die ich mit hochdosiertem Vitamin D gemacht habe.

Fabiana G.
São Paulo, Brasilien
Primär progrediente Multiple Sklerose

1992 verspürte ich einige seltsame Symptome. Ich litt zeitweise an einer Gesichtslähmung und gelegentlich an Benommenheit, Schwindel und Taubheit in verschiedenen Teilen meines Körpers. Aber da diese Symptome immer mit Stresssituationen zusammenfielen, nahm ich an, dass es nur am Stress lag und schenkte ihnen keine große Aufmerksamkeit. Im Jahr 2008 wurde es schlimmer. Ich bekam Probleme mit dem Gehen, weil ich kein Gleichgewicht mehr hatte, und manchmal »blockierten« meine Beine. Dazu kamen Müdigkeit, Taubheit, Überempfindlichkeit in der Fußsohle und verschwommene Sicht. Ich wurde schwanger. Während der Schwangerschaft gingen all diese Symptome weg, aber bald nach der Geburt meines Babys kamen sie zurück. Taubheit, Kribbeln, Schwere in meinen Beinen, verschwommenes Sehen und manchmal Blasen- und Darminkontinenz. Als sich mein Stresslevel verschlechterte, verschlechterte sich auch die Intensität der Symptome. Die Verbindung zwischen meinem emotionalen Zustand und diesen Symptomen war mir immer klar. Trotzdem wollte ich nicht glauben, dass ich etwas Ernstes hatte, also probierte ich einfach eine Vielzahl alternativer Therapien aus, aber nichts schien mir zu helfen.

2011 ging ich schließlich zu einem Neurologen. Er ließ ein MRT des Gehirns machen, das drei kleinere Läsionen zeigte. Der Bericht erwähnte nichts über eine demyelinisierende Krankheit. Der Arzt verlangte dann ein MRT des Rückenmarks, aber ich machte es nicht sofort. Die Symptome wurden allmählich schlechter. Ich recherchierte m Internet zu ihnen und vermutete daraufhin eine Multiple Sklerose.

Ich ging zu einem anderen Neurologen, und aufgrund der klinischen Untersuchung und dem MRT des Gehirns diagnostizierte er direkt Multiple Sklerose. Er erklärte mir die konventionelle Behandlung und ihre Nebenwirkungen und sagte mir, dass meine Lebensqualität noch ungefähr fünfzehn Jahre lang erhalten bleiben würde. Ich solle mir aber keine Sorgen machen, weil die Medizin immer weiter voranschreiten würde und es heutzutage einige sehr funktionelle Rollstühle gäbe.

Also ging ich zu Neurologe Nummer drei. Basierend auf den MRT-Bildern des Gehirns und seiner Untersuchung glaubte er nicht, dass ich MS hätte. Er bat um eine Reihe von Tests, da er vermutete, dass ich Neuromyelitis optica (Devic-Syndrom) hatte. Ich hatte ein MRT des Rückenmarks erstellen lassen, das ausgedehnte Läsionen in der Hals-, Brust- und Lendenwirbelsäule aufwies. Ich hatte auch eine Reihe von aktiven Läsionen. Ich merkte endlich, wie ernst meine Situation war! Die Hirnläsionen waren gegenüber des vorherigen MRTs unverändert, aber der Bericht wies nun auf eine demyelinisierende Erkrankung hin. Die Ergebnisse deuteten auf das Devic-Syndrom oder Transverse Myelitis hin. Es wurde eine Liquorpunktion vorgenommen, die oligoklonale Banden nachwies. Auch eine Reihe von Blutuntersuchungen wurden durchgeführt, darunter FAN und Aquaporin 4, die negativ waren.

Diese Ergebnisse schlossen das Devic-Syndrom aus, aber der Neurologe beschloss, alle Tests noch einmal machen zu lassen, denn er glaubte immer noch, dass es das war, was ich hatte. Etwa zur gleichen Zeit sah eine meiner Schwestern ein Interview mit Dr. Coimbra, in dem er über die Behandlung mit hohen Dosen Vitamin D für Autoimmunkrankheiten sprach. Sie forschte weiter nach und rief in seiner Praxis an, um einen Termin für mich zu vereinbaren. Ich hatte meinen ersten Termin mit Dr. Coimbra am 12. Juni 2012. Er dauerte drei Stunden und es war eine erstaunliche Beratung. Dr. Coimbra diagnostizierte bei mir primär progrediente Multiple Sklerose und ich begann sofort mit der Behandlung.

Ein paar Tage später kontaktierte mich der Neurologe Nummer drei. Die Ergebnisse meiner zweiten Testrunde waren zurückgekehrt und das Devic-Syndrom wurde völlig ausgeschlossen. Er sagte, dass wir die Behandlung für MS beginnen sollten. Doch es war zu spät. Ich hatte meine Behandlung für MS bereits begonnen.

Es ist drei Jahre und sieben Monate her, dass ich anfing, hochdosiertes Vitamin D zu nehmen. Ich fühle immer noch einige der Symptome wegen der Läsionen, die ich an meinem Rückenmark habe, aber alles ist viel besser. Die verschwommene Sicht ist komplett verschwunden, mein linkes Bein fühlt sich manchmal schwer an, aber »blockiert« nicht mehr, ich kann Wärme besser ertragen als früher, das Inkontinenzproblem ist fast weg und ich kann auch viel besser gehen.

Was meine neuesten MRTs betrifft, sind die Ergebnisse unglaublich. Alle meine großen Läsionen in der Halswirbelsäule sind vollständig verschwunden! Der Vergleich dieser Bilder mit den bisherigen MRTs ist einfach erstaunlich. Zwei der Hirnläsionen sind ebenfalls verschwunden, es war nur noch eine übrig, fast nicht sichtbar. Die thorakalen Läsionen sind kleiner geworden und seit Beginn der Behandlung sind keine neuen Läsionen mehr entstanden.

Da ich noch wenige Symptome hatte, wurde bei meinem letzten Termin meine Vitamin-D-Dosis auf 180 000 IE pro Tag angepasst. Ich hoffe, dass sich die Symptome weiter verbessern. Diese Behandlung ist effektiv und so einfach zu befolgen, besonders wenn wir bedenken, was sie uns gibt. Ich fühle mich so viel besser und das ganz ohne Nebenwirkungen.

Leila M.
Coqueiral, Brasilien
Morbus Crohn und ankylosierende Spondylitis

Im Jahr 2008 wurde bei mir Morbus Crohn diagnostiziert. Doch um zu dieser Diagnose zu gelangen, musste ich einen langen und beschwerlichen Weg zurücklegen. Bei meinem ersten Besuch beim Proktologen dachte er, ich hätte eine sexuell übertragbare Krankheit. Ich erklärte ihm, dass mein Problem keine sexuell übertragbare Krankheit sein könne, da ich keine Bluttransfusion gehabt habe, nie Spritzen, die andere Menschen schon benutzt hatten, verwendet habe und keinen Lebensstil habe, der zu einer sexuell übertragbaren Krankheit führen könnte. Der Arzt bat um eine Reihe von Tests, einschließlich HIV.

Bei diesem Termin war es nicht möglich, eine Sigmoidoskopie (Untersuchung des Enddarms und Dickdarms) zu machen, so stark war die Entzündung in der Region. Der Arzt verschrieb Antibiotika, Analgetika und Entzündungshemmer. Es wurde jedoch nicht besser und ich ging in der folgenden Woche noch einmal zu ihm. Aber da die Testergebnisse noch nicht vorlagen, sagte er mir, dass ich die gleichen Medikamente weiter nehmen sollte. Zu der Zeit dachte er, ich hätte eine Art Infektion, also meinte er, er könne keine Steroide verschreiben, weil sie meine Immunität reduzieren würden, und seiner Meinung nach brauchte ich all meine Antikörper, um die Infektion zu bekämpfen.

Ungefähr zwanzig Tage später kamen die Testergebnisse zurück. Ich hatte keine sexuell übertragbare Krankheit. Der Proktologe verschrieb Steroide, die die Entzündung minimierten. Dennoch hatten sie viele Nebenwirkungen wie Schlaflosigkeit, Flüssigkeitseinlagerungen und Akne. Ich nahm etwa sechs Monate lang Kortikosteroide. In dieser Zeit wurde schließlich Morbus Crohn diagnostiziert.

Die Kortikosteroide linderten meine Symptome. Es gab Zeiten, zu denen die Krankheit in Remission ging und ich mich gut fühlte. Aber jedes Jahr hatte ich eine Krise. Und 2012 wirkten die Kortikosteroide nicht mehr. Morbus Crohn drang in meine Gelenke ein und verursachte Arthritis, drang in meine Nieren und verursachte Nierensteine, in meine Speiseröhre, wo er gastroösophagealen Reflux verursachte, und breitete sich auf den Dickdarm aus, wodurch anale Blutungen und anhaltende Schmerzen sowie übermäßige Blähungen und andere Beschwerden wie Fissuren, Hämorrhoiden und schwere Verstopfung auftraten.

Ich war sehr krank und meine einzige Option war die Behandlung mit Adalimumab. Aber als ich die Nebenwirkungen des Medikamentes las, weigerte ich mich, es zu nehmen.

Ich betete viel und bat Gott, mir eine andere Behandlung zu zeigen. Als ich von der Kirche nach Hause kam, begann ich im Internet nach einer wirksamen Behandlung ohne Nebenwirkungen zu suchen, etwas, das die Symptome von Morbus Crohn beseitigen konnte. Meine Gebete wurden beantwortet und Gott zeigte mir die Lösung für das schwere Leiden, das ich ertrug. Ich fand eine Onlinegruppe, die über die Behandlung mit hochdosiertem Vitamin D diskutierte. Ich recherchierte darüber und beschloss, es zu versuchen. Nach nur einem Monat waren alle eben genannten Symptome verschwunden.

Da aber Autoimmunkrankheiten andere Autoimmunkrankheiten auslösen können, wurde gerade, als ich mit der Einnahme von Vitamin D begann, bei mir ankylosierende Spondylitis diagnostiziert, eine Art von Arthritis, die durch Morbus Crohn verursacht wird. Ich ging zu vier Rheumatologen. Drei sagten mir, dass ich nicht auf die Einnahme des Medikaments verzichten könnte und dass ich bald nicht mehr laufen könnte, wenn ich nicht so schnell wie möglich mit der konventionellen Behandlung anfinge. Sie gaben mir einen Zeitraum von dreißig Tagen, um mit der Behandlung zu beginnen. Bei all meinen Terminen erwähnte ich, dass ich diese Behandlung mit Vitamin D begonnen hatte und sprach über die Bedeutung dieses Vitamins bei Autoimmunkrankheiten. Alle Ärzte schienen interessiert zu sein.

Das ist nun drei Jahre her. Ich habe die Immunsuppressiva nicht genommen und war noch nie so gesund wie heute. Ich habe jetzt wieder Lebensqualität, ich kann alles essen, nichts, was ich esse, fügt mir Schaden zu, ich mache meine Hausarbeit und ich trainiere wieder.

Ich bin sehr glücklich, mit dem Wissen um Vitamin D gesegnet worden zu sein. Ich merke nicht mehr, dass ich an Morbus Crohn und ankylosierender Spondylitis leide.

Ich möchte meine Erfahrungen mit allen teilen, die diese Krankheiten auch haben, und ihnen sagen, dass sie den Mut aufbringen sollen, diese schmerzfreie Behandlung ohne Nebenwirkungen zu beginnen. Diese Behandlung heißt Vitamin D.

David N.
São Paulo, Brasilien
Multiple Sklerose

Nach vielen, vielen Tests und Besuchen bei einer Reihe von Ärzten und Neurologen wurde Ende 2012 bei mir MS diagnostiziert. Seit Monaten litt ich an Schwindelgefühlen und einem Zucken des Mundes, mein Gesicht zitterte und manchmal konnte ich nicht mehr richtig denken und sprechen. Ich dachte an das Schlimmste. Ich war damals 33 Jahre alt und sehr verängstigt.

Ich begann alles über MS zu lesen. Meine Frau fand eine Onlinegruppe von Menschen, die sich mit MS beschäftigten und eine Behandlung mit hohen Dosen Vitamin D verfolgten. Sie schienen alle sehr zufrieden damit zu sein. So entdeckte ich die Behandlung mit Vitamin D. Ich war im Krankenhaus und nahm Steroide wegen des Schubes. Die Krankenschwester war besorgt, weil ich die ganze Nacht am Computer klebte und alles über diese Behandlung las. Ich entschied mich, das Coimbraprotokoll sofort zu starten, weniger als einen Monat nach meiner Diagnose. Ich führte nie die konventionelle Behandlung durch. Ich las viel über die herkömmlichen Medikamente, entschied mich aber dafür, nur der Behandlung mit Vitamin D zu folgen.

Ich veränderte außerdem meinen Lebensstil. Ich ernähre mich jetzt gesünder und versuche, entzündliche Lebensmittel wie Zucker, Fast Food oder Limonaden zu vermeiden. Ich trainiere und achte darauf, dass ich viel Schlaf bekomme. In den ersten acht Monaten der Behandlung hatte ich einige Höhen und Tiefen. Ich wusste, dass es üblich war, diese Fluktuationen zu haben, bis Vitamin D wirksam wird und sich der Zustand stabilisiert. Höhen und Tiefen treten normalerweise auf, wenn wir starken Stress durchmachen oder intensiver Hitze ausgesetzt sind. Daher ergreife ich Vorsichtsmaßnahmen, um Stress und Hitze zu vermeiden.

Seitdem ich angefangen habe, hohe Dosen Vitamin D zu nehmen, flackerte die Krankheit nicht mehr auf, und ich habe nicht mehr das Gefühl, dass mein Körper unberechenbar ist. Ich lebe ohne Angst vor Schüben, ich reise viel und arbeite viel, ich fahre Skateboard und heute kann ich sagen, dass ich mich besser fühle als vor meiner Diagnose. Ich hoffe, dass es so weitergeht.

Was ich denjenigen mitteile, die mit Vitamin D beginnen, ist, dass es funktioniert, es funktioniert sogar sehr gut. Es kann eine Weile dauern, aber solange Sie medizinische Betreuung haben, die erforderlichen Dosis-Anpassungen vornehmen und Geduld haben, wird es wirksam sein. Wie ein Mitpatient sagte: »Bei hohen Dosen Vitamin D sind nur die Verbesserungen progressiv.«

Zum Zeitpunkt meiner Diagnose las ich die vielen positiven Geschichten in der Gruppe auf Facebook, wie sich Menschen mit dem Coimbraprotokoll erholt hatten, und fragte mich immer, ob ich eines Tages dasselbe sagen könnte. Gott sei Dank kann ich das! Es ist jetzt über drei Jahre her und ich mache alles, was ich vor meiner Diagnose gemacht habe. Eigentlich mache ich heute mehr. Ich habe jetzt eine einjährige Tochter und eine Arbeit, die sehr anspruchsvoll ist.

Ich ließ in den Jahren 2012, 2013 und 2014 MRTs erstellen. Bei jedem Test waren die Ergebnisse besser, mit einer leichten Abnahme der Größe einiger Läsionen und dem vollständigen Verschwinden anderer. Tatsache ist, dass bei jedem MRT die Anzahl und Größe meiner Läsionen allmählich abnahm. Bei meinem letzten Besuch bei meinem Arzt im Jahr 2015 sagte er, dass die Krankheit vollständig stabil ist. Ich muss ihn nur einmal im Jahr aufsuchen. Alle Testergebnisse sind in Ordnung, aber da ich weiterhin hohe Dosen Vitamin D einnehmen werde, muss ich meine regelmäßigen Untersuchungen fortsetzen. Auch muss ich die Protokolldiät mit ihren grundlegenden Beschränkungen beibehalten. Kurz gesagt, ich arbeite hart, reise, habe Spaß, genieße es, eine kleine Tochter zu haben, und lebe sogar mit den alltäglichen Problemen, ohne mir Gedanken über Schübe und MS machen zu müssen.

Kurios: Als ich 2012 diagnostiziert wurde, konnte ich wegen des Schwindels kein Motorrad mehr fahren. Ich dachte, ich würde nie wieder Motorrad fahren können, also verkaufte ich mein Motorrad, das ich liebte. Nach etwa acht Monaten Behandlung ging es mir so viel besser, dass ich ein anderes Motorrad kaufte, und dieses Mal war es ein Motocross-Bike. Ich fahre normalerweise am Sonntag Motocross, mit mehr als einem Meter hohen Sprüngen (okay, okay ... Amateursprünge), ohne dass mir die MS in die Quere kommt. Die anderen Fahrer haben keine Ahnung, dass ich MS habe.

Ich habe jetzt die Erfahrungsberichte mehrerer Patienten gelesen und persönlich mehr als fünfzig Leute getroffen, die die Behandlung mit hochdosiertem Vitamin D verfolgen und damit sehr zufrieden sind.

2013 hatte ich auch das Privileg, Dr. Michael Holick zu treffen, der bei einer Veranstaltung in São Paulo mit Dr. Cicero Coimbra und vielen seiner Patienten anwesend war.

Ich wünsche Dr. Cicero Coimbra und allen Ärzte, die dieses Protokoll verschreiben, gute Gesundheit! Ich hoffe, dass immer mehr Menschen auf der ganzen Welt Zugang zu dieser Behandlung erlangen und dass sich immer mehr Ärzte für dieses fantastische Protokoll interessieren. Ich hoffe auch, dass jeder Mensch mit MS seinen Vitamin-D-Spiegel kontrollieren lässt, da mehrere Studien berichten, dass niedrigere Vitamin-D-Spiegel Risikofaktoren für die Aktivität und das Fortschreiten von MS sind und wir jeden Tag neue Studien über Vitamin D und das Risiko von MS-Schüben und Progression der Krankheit sehen. Obwohl es aufgrund des starken Drucks von großen Pharmaunternehmen schwierig ist, habe ich immer noch die Hoffnung, dass eines Tages Vitamin D die erste Wahl bei der Behandlung für Autoimmunkrankheiten sein wird, oder zumindest, dass alle Patienten, die sich für diese Behandlung entscheiden, Zugang dazu haben werden. Gute Gesundheit für uns alle!

Dr. Cicero, danke!

Yara C.
São Paulo, Brasilien
Multiple Sklerose

Ich bin seit über sechs Jahren Patientin von Dr. Cicero Coimbra und halte sein Protokoll genau ein. Ich kam in einem schrecklichen Zustand zu ihm, mit Sehverlust im linken Auge (nur 20 Prozent), Sprach- und Konzentrationsstörungen, schrecklichem Kribbeln am ganzen Körper, Trigeminusneuralgie, Koordinationsstörungen im linken Arm und Bein und dem schwerwiegendsten Symptom von allen: sehr starkem Schwindel, der mir vierundzwanzig Stunden am Tag, sieben Tage die Woche zusetzte. Ich konnte kaum allein ins Badezimmer gehen und ich fiel sogar hin, wenn ich mich an den Wänden abstützte. Es war ein unbeschreibliches Gefühl, als ob man in einen Fahrstuhlschacht fällt, aber rückwärts, und alles um mich herum drehte sich im Kreis. Ich konnte meinen Kopf nicht drehen, selbst wenn ich im Bett lag. Diese Situation hielt mehrere Monate an.

Zu der Zeit nahm ich Copaxone, was nicht half, außer dass es schreckliche Nebenwirkungen hatte. Da ich seit über zehn Jahren pharmazeutische Marketing-Expertin war, wusste ich genau, wer von dieser Droge profitierte, und ich war es nicht. Mir ging es sichtlich schlechter. Ich dachte, dass es eine Alternative geben musste, und beschloss, danach zu suchen.

Im Internet stieß ich auf eine Gruppe von Patienten von Dr. Cicero Coimbra. Ich verbrachte ein paar Monate damit, ihre Berichte über die Behandlung zu lesen, Fragen zu stellen und mich mit ihnen auszutauschen. Sie zeigten mir viele wissenschaftliche Studien, die Vitamin D mit der klinischen Verbesserung bei Patienten mit Multipler Sklerose in Verbindung brachten, und dies löste definitiv mein Interesse an dieser neuen Therapie aus. Ich sprach mit einigen Patienten, die bereit waren, all meine Fragen zu beantworten. So tat sich ein neuer Weg in meinem Leben auf.

Ich vereinbarte einen Termin mit Dr. Cicero.

Trotz aller Erfahrungsberichte, die den therapeutischen Erfolg von hohen Dosen Vitamin D zeigten, und des breiten wissenschaftlichen Hintergrunds, der diese neue Behandlung unterstützte, hatte ich Angst. Dem Unbekannten eine Chance zu geben ist immer schwierig und es ist nicht leicht, unsere eigenen Paradigmen zu durchbrechen. Schließlich würde ich, wenn ich die konventionelle Behandlung abbreche, die Meinung von Neurologen in Frage stellen, die ich bis dahin für die besten meines Landes hielt. Ich wusste, dass Dr. Cicero unter seinen Kollegen nicht sehr geschätzt wurde, weil er eine Veränderung vorgeschlagen hatte; er hatte es gewagt, den allgemeinen Konsens zu brechen. Aber ich wusste auch, dass diejenigen, die es wagen, neue Ideen vorzuschlagen, in der Regel zunächst lächerlich gemacht werden, auch wenn es klare Beweise dafür gibt, dass ihr Weg erfolgsversprechend ist und sie ein hohes Berufsethos haben.

Ich dachte viel über all das nach, bevor ich endlich zu dem Termin ging. Es war mein Leben, das auf dem Spiel stand, und ich hatte nicht vor, impulsiv oder blind zu handeln. Vom Tag meines ersten Termins an schien eine sonnige Zukunft an meinem Horizont zu leuchten und eine neue Geschichte begann. Dieser Doktor, mit großer und unerwarteter Bescheidenheit, schaute mir tief in die Augen und sagte: »Yara, der Albtraum ist vorbei. Du wirst keine Probleme mehr mit Multipler Sklerose haben.«

Im ersten Monat der Behandlung setzte ich Copaxone ab. Ein paar Monate später, genau nach sieben Monaten, begann sich mein Zustand deutlich zu verbessern. Ich fing an, einige Schritte allein zu machen. Eines Tages lief ich fünf Meter, am nächsten ging ich zehn Meter, am nächsten Tag waren es schon zwanzig Meter. Manchmal war sogar diese kleine Anstrengung zu viel und ich musste eine ganze Woche zu Hause verbringen, um mich zu erholen. Aber ich gab nicht auf. Ich kehrte zur Arbeit zurück, weil ich wusste, dass meine Genesung auch von meinem Engagement und meinem emotionalen Gleichgewicht abhing.

Zu diesem Zeitpunkt hatte ich bereits ein Video von Dr. Cicero auf YouTube gesehen, wo er über die Auswirkungen von Stress und Angst auf den Alterungsprozess und bei Autoimmunkrankheiten sprach. Er zitierte viele wichtige Studien, die in der wissenschaftlichen Literatur weit verbreitet sind, und was er sagte, ließ mich tief über die Verhaltensmuster nachdenken, die ich im Laufe der Jahre systematisch angenommen hatte; Muster, die mein Immunsystem einfach in Alarmbereitschaft versetzten und es dazu brachten, meinen eigenen Körper anzugreifen. Es war mir schon klar, dass die emotionale Kontrolle ein wichtiger Faktor für meine Genesung war. Es war wichtiger denn je, meine Ängste kontrollieren zu können.

In diesem Interview, das so viel Licht auf meine inneren Konflikte warf, erklärte Dr. Cicero, wie anhaltender Stress die Neurogenese blockiert – die Geburt neuer Neuronen. Ich wusste, dass ich auf diese wertvollen wissenschaftlichen Erkenntnisse reagieren sollte, wenn ich in der von mir gewählten Behandlung erfolgreich sein wollte. Ich konnte nicht erwarten, dass ich meine emotionalen und physischen Probleme, die sich mein Leben lang entwickelt hatten, über Nacht loswerde. Ich wusste, dass ich Geduld und Ausdauer üben musste. Es war nicht einfach, aber ich habe es getan.

Monate später konnte ich schon fast acht Kilometer am Tag laufen, allein und schnell. Alle meine Symptome verschwanden völlig, bis auf ein starkes Klingeln in beiden Ohren aufgrund des Schwindels, aber ich habe gelernt, damit zu leben. Ich kann heute scherzhaft sagen: »Was ist ein kleines Summen für jemanden, der sich nicht einmal die Haare kämmen konnte?«

Ich war definitiv wiedergeboren. Ich habe einmal einen Patienten gehört, der länger im Protokoll ist als ich, der das Gleiche gesagt hat – dass er wiedergeboren wurde, nachdem er Dr. Cicero getroffen hatte. Er hatte keine Aussichten auf Besserung, aber dann gab ihm Dr. Cicero sein Leben zurück, verpackt in eine schöne Schachtel mit den Worten: »Hier ist es, mach weiter und sei glücklich.«

Und das ist genau das Gefühl, das ich jetzt habe, ich habe mein Leben zurückerhalten, eingewickelt in Geschenkpapier. Jahr für Jahr bestätigen die bildgebenden Tests, dass ich die bestmögliche Entscheidung getroffen habe. Viele Läsionen sind einfach verschwunden, andere sind noch da, wie Narben, aber die Krankheit ist nicht fortgeschritten. Absolut keine Progression! Diese Tatsache an sich ist schon ein Grund zum Feiern, und meine tiefste Dankbarkeit gilt diesem Arzt, der sein Leben seinen Patienten gewidmet hat.

Wenn ich heute meine Realität mit der anderer Patienten vergleiche, die mich so sehr kritisiert haben, als ich mich für einen innovativen Weg entschied (ja, ich wurde mit viel Kritik konfrontiert, als ich das Coimbraprotokoll startete), dringt Traurigkeit in mein Herz. Viele von ihnen sind bereits in Rollstühlen, einige können nicht gut sehen, andere leiden unter den schweren Nebenwirkungen der verschreibungspflichtigen Medikamente, einschließlich PML. Für mich ist es verheerend zu wissen, dass dies geschieht, wenn es eine bessere Option gibt. Ich weiß genau, wie furchterregend das Leben ist, wenn sie einen neuen Schub erleben, auf Steroid-Gaben in Krankenhäusern warten und eine ungewisse und schmerzhafte Zukunft fürchten. Es ist dieses Gefühl der Nichtkonformität für etwas, das leicht mit Informationen verändert werden kann, das mich dazu bringt, einen Teil meiner Zeit darauf zu verwenden, diese guten Nachrichten an so viele Orte zu bringen, wie ich durch meine Erfahrung erreichen kann.

Viele andere Patienten haben das gleiche Bedürfnis zu berichten, wie gut und gesund sie sind. Auch Angehörige und Freunde dieser Patienten wollen ihren Beitrag leisten. Wir sind eine Gruppe von Menschen aus der ganzen Welt, die sich einfach moralisch verpflichtet fühlt, Informationen über das, was wir erhalten haben, weiterzugeben. Wir wollen mit anderen die Botschaft teilen: Ja, es gibt eine Lösung für Autoimmunerkrankungen. Es gibt eine Lösung für so viel Leid und Schmerz.

Ich bin heute ein neuer Mensch. Ich denke, es ist einfach unmöglich, durch eine solche Lebenserfahrung zu gehen – die Diagnose einer fortschreitenden und unheilbaren neurologischen Krankheit zu erhalten und sofort eine Behandlung zu finden, die diese Krankheit einfach für immer »ausschaltet« – und nicht aus einem tiefen Schlaf aufzuwachen.

Ich habe das Gefühl, dass ich im Tiefschlaf war. Es ist, als hätte ich mit einer Augenbinde gelebt, die mich davor bewahrt hat, Nuancen meiner eigenen Persönlichkeit zu sehen. Ich sah Eigenschaften, die mich dazu brachten, mich selbst zu boykottieren und Verhaltensmuster zu wiederholen, mit denen ich mich im Laufe der Jahre selbst betrogen habe. Schließlich konnte ich verstehen, dass unsere Emotionen in jeder Zelle unseres Körpers eine große Wirkung haben. Ich beobachte mich immer noch und versuche, nicht zu überreagieren, wenn ich im Alltag

Schwierigkeiten begegne. Ich versuche nachsichtiger mit mir selbst umzugehen und weniger urteilend im Leben zu sein. Ich versuche, nicht wieder das Stresslevel zu erreichen, das ich vorher gewohnt war, aber wenn das passiert, weiß ich, wie ich wieder zurückrudern kann. Ich lasse einfach den Fluss des Lebens seinem Lauf folgen und finde zurück zu meiner inneren Balance. Und das Interview mit Dr. Cicero auf YouTube bleibt für immer in meinem Kopf. Er sagte: »Menschen in ständiger Not, Menschen, die nervös sind und sich zu viele Sorgen machen, entwickeln eher neurodegenerative Krankheiten.«

Um meinen Erfahrungsbericht abzuschließen, muss ich darauf hinweisen, dass sich das Leben seit Anbeginn der Welt um die Sonne dreht. Wie sind wir jemals zu dem Schluss gekommen, dass wir das einfach ignorieren und die Sonne ungestraft meiden können? Wie können wir auf einen Mechanismus verzichten, für den die Natur Millionen von Jahren zur Entwicklung brauchte, um das Leben auf der Erde zu ermöglichen und nicht die Konsequenzen tragen? Wachen wir also auf. Wachen wir aus dem tiefen Schlaf auf, den das moderne Leben mit sich gebracht hat, und stoßen auf die Sonne an. Lasst uns auf das Leben und seine unendlichen Möglichkeiten anstoßen, auf Vitamin D und das Brechen alter Paradigmen.

Über Prof. Dr. Cicero Galli Coimbra

Akademische Stationen

2000 bis heute
Professor und Dozent an der Abteilung für Neurologie und Neurochirurgie der Staatlichen Universität São Paulo (UNIFESP), Brasilien, Labor für klinische und experimentelle Pathophysiologie

1997 bis 2000
Lehrbeauftragter an der Abteilung für Neurologie und Neurochirurgie, Staatliche Universität São Paulo (UNIFESP), Brasilien, Labor für klinische und experimentelle Pathophysiologie

1993 bis 1997
Gastdozent und Forscher an der Abteilung für Neurologie und Neurochirurgie, Staatliche Universität São Paulo (UNIFESP), Brasilien, Labor für klinische und experimentelle Pathophysiologie

Tätigkeiten

2010 bis heute
Gründer und Präsident des Instituts für die Erforschung und Behandlung von Autoimmunerkrankungen

2006 bis heute
Facharzt für Neurologie an der medizinischen Abteilung der Staatlichen Universität São Paulo (UNIFESP), Brasilien

2003 bis heute
Facharzt für Neurologie in privater Praxis

1998 bis heute
Leiter des Labors für klinische und experimentelle Pathophysiologie, Abteilung für Neurologie und Neurochirurgie, Staatliche Universität São Paulo (UNIFESP), Brasilien

1997 bis heute
Assistenzprofessor der Abteilung für Neurologie und Neurochirurgie, Staatliche Universität São Paulo (UNIFESP), Brasilien, Labor für klinische und experimentelle Pathophysiologie

1990 bis 2004
Lehrer and behandelnder Neurologe am Hospital of the Public Servant, São Paulo, Brasilien

1986 bis 1988
Behandelnder Neurologe am Schulischen Krankenhaus der Staatlichen Universität São Paulo, Brasilien

Ausbildung

1999
Habilitation am Department of Neurology and Neurosurgery, Staatliche Universität São Paulo (UNIFESP), Brasilien

1991 bis 1993
Postdoktorand, Labor für experimentelle Hirnforschung, Universität Lund, Schweden

1988 bis 1991
Doktor der Neurologie, Labor für experimentelle Neurologie, Staatliche Universität São Paulo (UNIFESP), Brasilien

1986 bis 1987
M. Sc., Neurologie, Labor für experimentelle Neurologie, Staatliche Universität São Paulo (UNIFESP), Brasilien

1984 bis 1985
Stipendium in pädiatrischer Neurologie am Jackson Memorial Hospital in Miami, USA

1981 bis 1982
Facharztausbildung Adult Neurology, Staatliche Universität Rio Grande do Sul (UFRGS), Brasilien

1979 bis 1980
Facharztausbildung Innere Medizin, Staatliche Universität Rio Grande do Sul (UFRGS), Brasilien

1974 bis 1979
Staatsexamen in Medizin, Staatliche Universität Rio Grande do Sul (UFRGS), Brasilien

Auszeichnungen und Ehrungen

2008
Brazil's most admired medical doctors, *Análise Editorial* (Zeitschrift), Brasilien

2002
Poster Award, World Federation of Neurology, II International Congress on Vascular Dementia, Salzburg, Österreich

1994
Autregésilo Research Award, National Academy of Medicine, Brasilien

Publikationen

Carvalho, A. C.; Oliveira, R. J.; Sinigaglia, R ; Santos, G.; Coimbra, C.; Coimbra, C. G.; Cavalheiro, Esper Abrão: »Efeitos da reperfuSão sob hipotermia moderada na lesão cerebral isquêmica«, in: *Ciência e Cultura* (SBPC), São Paulo, V. 47/4, 1995, S. 266–268

Coimbra, C.; Coimbra, C. G: »Are brain dead (or brain-stem dead) patients neurologically recoverable?«, in: Roberto Mattei. (Org.): *Finis Vitae – Is brain death still life?*, 2. Aufl., Calábria, Rubbettino Editore, V. 1, 2007

Coimbra, C.; Coimbra, C. G.: »The apnea test – A bedside lethal ›disaster‹ to avoid a legal ›disaster‹ in the operating room«, in: Roberto de Mattei (Org.): *Finis Vitae – Is brain death still life?*, 1. Ausgabe, Calábria, Rubbettino Editore, 2006, V. 1, S. 336

Coimbra, C.; Coimbra, C. G.; Junqueira, Virginia Berlanga Camargo: »Response to the Comments of H. B., Ferraz et al. about the paper ›High doses of riboflavin and the elimination of dietary red meat promote the recovery of some motor functions in Parkinson's disease patients‹«, in: *Brazilian Journal of Medical and Biological Research*, V. 37, 2004, S. 1297–1302

Coimbra, C.; Coimbra, C. G.; Junqueira, V. B. C.: »High doses of riboflavin and the elimination of dietary red meat significantly promote the recovery of some motor functions in Parkinson's disease«, in: *Brazilian Journal of Medical and Biological Research,* V. 39/10, 2003, S. 1409–1417

Coimbra, C.; Coimbra, C. G.: »Morte cerebral. Falhas nos critérios de diagnóstico«, in: *Ciência Hoje,* Rio de Janeiro RJ, V. 27/161, 2000, S. 26–30

Coimbra, C.; Coimbra, C. G.: »Implications of ischemic pemumbra for the diagnosis of brain death«, in: *Brazilian Journal of Medical and Biological Research,* São Paulo, V. 32/12, 1999, S. 1479–1488

Coimbra, C.; Coimbra, C. G.: »Morte encefálica: um diagnóstico agonizante«, in: *Revista de Neurociências,* São Paulo, V. 6/2, 1998, S. 58–68

Coimbra, C.; Coimbra, C. G.; Boris-Möller, F.; Drake, M.; Wieloch, T.: »Diminished neuronal damage in the rat brain by late treatment with the antipyretic dipyrone or cooling following cerebral ischemia«, in: *Acta Neuropathologica,* V. 92, 1996, S. 447–453

Coimbra, C.; Coimbra, C. G.; Boris-Möller, F.; Drake, M.; Wieloch, T.: »Long-lasting neuroprotective effect of postischemic hypothermia and treatment with an anti-inflammatory/antipyretic drug: evidence for chronic encephalopathic processes following ischemia«, in: *Stroke,* V. 27, 1996, S. 1578–1585

Coimbra, C.; Coimbra, C. G.; Carvalho, A. C.; Oliveira, R. J.; Sinigaglia, R.; Santos, G.; Cavalheiro, Esper Abrão: »Effects of reperfusion under moderate hypothermia on ischemic brain damage«, in: *Ciência e Cultura* (SBPC), V. 47, 1995, S. 266–268

Coimbra, C.; Coimbra, C. G.; Wieloch, T.: »Moderate hypothermia mitigates neuronal damage in the rat brain when initiated several hours following transient cerebral ischemia«, in: *Acta Neuropathologica,* V. 87, 1994, S. 325–331

Coimbra, C.; Coimbra, C. G.; Wieloch, T.: »Hypothermia ameliorates neuronal survival when induced 2 hours after ischaemia in the rat«, in: *Acta Physiologica Scandinavica,* V. 146, 1992, S. 543–544

Coimbra, C.; Coimbra, C. G.; Cavalheiro, Esper Abrão: »Protective effect of short-term post-ischemic hypothermia on the gerbil brain«, in: *Brazilian Journal of Medical and Biological Research,* V. 23, 1990, S. 605–611

Coimbra, C.; Coimbra, C. G.; Cifuentes, F. E.; Cavalheiro, Esper Abrão: »Thyroid hormones and the pathophysiology of brain ischemia«, in: *Ciência e Cultura* (SBPC), V. 42, 1190, S. 471–475

Coimbra, C.; Coimbra, C. G.; Cifuentes, F. E.; Cavalheiro, Esper Abrão: »Correlation of postural and pathological findings in a modified four vessel occlusion model of rat forebrain ischemia«, in: *Brazilian Journal of Medical and Biological Research,* V. 22, 1989, S. 1237–1250

Dalpai, Janise; Borges, Andréa Aurélio; Grassl, Christian; Faverofilho, Luiz Antonio; Xavier, Gilberto Fernando; Junqueira, Virginia Berlanga Camargo; Lopes, Antonio Carlos; Coimbra, C.; Coimbra, C.G ; Sinigaglia-Coimbra, Rita: »Dietary riboflavin restriction abd chronic hemin administration does not alter brain function in rats: The importance of vitamin homeostasis in the brain«, in: *Current Topics in Nutraceutical Research,* V. 5, 2007, S. 101–108

Favero-Filho, L. A.; Borges, A. A.; Grassl, C.; Lopes, A. C.; Coimbra, C.; Coimbra, C. G.: »Hyperthermia induced after recirculation triggers chronic neurodegeneration in the penumbra zone of focal ischemia in the rat brain«, in: *Brazilian Journal of Medical and Biological Research* (Impresso), V. 41, 2008, S. 1029–1036

Sinigaglia-Coimbra, Rita; Borges, Andréa Aurélio; Grassl, Christian; Lopes, Antonio Carlos; Coimbra, C.; Coimbra, C. G.: »Hyperthermia following ischemia-reperfusion as a valuable tool for pre-clinical development of therapeutic strategies relevant to human dementias«, in: Ryszard Pluta. (Org.): *Ischemia-reperfusion pathways in Alzheimer's Disease,* 1. Ausgabe, Hauppauge, Nova Science Publishers, V. 1, 2007

Sinigaglia-Coimbra, R.; Lopes, Antonio Carlos; Coimbra, C.; Coimbra, C. G.: »Riboflavin, brain function and health. Part 24 – Starvation and nutrient deficiency«, in: Victor R. Preedy; Ronald R. Watson; Colin R. Martin. (Org.): *The International Handbook of Behavior, Diet and Nutrition,* London, Springer, 2011, V. 4, S. 2427–2449

Sinigaglia-Coimbra, R.; Cavalheiro, Esper Abrão; Coimbra, C.; Coimbra, C. G.: »Postischemic hyperthermia induces Alzheimer-like pathology in the rat brain«, in: *Acta Neuropathologica,* Berlin, V. 103/5, 2002, S. 444–452

Sinigaglia-Coimbra, Rita; Cavalheiro, Esper Abrão; Coimbra, C.; Coimbra, C. G.: »Protective effect of systemic treatment with cylosporine A after global ischemia in rats«, in: *Journal of the Neurological Sciences,* Amsterdam, V. 203/4, 2002, S. 273–276

Turski, W. A.; Cavalheiro, Esper Abrão; Coimbra, C.; Coimbra, C. G.; Berzaghi, M. P.; Ikonomidou-Turski, C.; Turski, L.: »Only certain antiepileptic drugs prevent seizures induced by pilocarpine«, in: *Brain Research,* V. 434, 1987, S. 281–305

Weitführende Informationen

Videos – Dokumentationen, Präsentationen und Interviews mit Dr. Coimbra

Dokumentarfilm über das Coimbraprotokoll: *Vitamina D – Por Uma Outra Terapia* (deutsche, englische und spanische Untertitel)
https://www.youtube.com/watch?v=erAgu1XcY-U

Interview mit Dr. Coimbra, in dem er das Protokoll erklärt: *Coimbra, Vitamina D e Patologie Autoimmuni* (deutsche, englische und italienische Untertitel)
https://www.youtube.com/watch?v=h0f029rL-gI

YouTube-Playlist mit weiteren Videos zum Coimbraprotokoll:
https://www.youtube.com/watch?v=iZo0d8Rbt1k&list=PL6jcEbDmM-ieeab5NtbHDRN0Edo4UWcmVM

Facebook-Gruppen

Gruppe Coimbraprotokoll – Vitamin D gegen Autoimmunerkrankungen (D, A, CH)
https://www.facebook.com/groups/Coimbraprotokoll/

Coimbra Vitamin D Protocol for MS & Autoiummune Disorders (USA)
https://www.facebook.com/groups/vitamindprotocolnorthamerica/

PROTOCOLO COIMBRA – Vitamina D para Esclerose Múltipla e Doenças Autoimunes (Brasilien)
https://www.facebook.com/groups/EscleroseMultiplaOTratamento/

Per un'altra terapia – Vitamina D per la SM e per le malattie autoimmuni (Italien)
https://www.facebook.com/groups/protocolloCoimbra/

Protocolo Coimbra – Esclerosis Múltiple y otras Enfermedades Autoimmune (Südamerika und Spanien)
https://www.facebook.com/groups/emperu/?fref=nf

Websites und Blogs

Netzwerk Coimbraprotokoll – offizielle deutschsprachige Homepage
www.coimbraprotokoll.de

Blog Coimbraprotokoll – Vitamin D gegen Autoimmunerkrankungen
https://www.facebook.com/coimbraprotokoll/

Persönliche Blogs von MS-Patienten, die mit dem Coimbraprotokoll behandelt werden:
Morgen kann ich fliegen: http://morgenkannichfliegen.de/
In dir zu Hause: http://indirzuhause.de/coimbraprotokoll/

Englische Homepage zum Coimbraprotokoll
https://www.coimbraprotocol.com/

Englischsprachiger Blog zum Coimbraprotokoll
https://www.facebook.com/coimbraprotocol/

Australischer Blog *MS Cure*
http://mscure.aussieblogs.com.au/the-bloggers-treatment-3/

Informationsseite *Vitamin D and Multiple Sclerosis*
http://www.vitamindandms.org/researchers/coimbra/index.html

Video-Erfahrungsberichte

Videoberichte der Autorin Ana Claudia Domene Ortiz (Englisch)
https://www.youtube.com/watch?v=n4QyPA4SRQI
https://www.youtube.com/watch?v=iZoOd8Rbt1k&t=45s

Videobericht Yara C., siehe Erfahrungsbericht in diesem Buch (Englisch)
https://www.youtube.com/watch?v=6WpOLvPd13E&t=8s

Interview Jennifer Butler (Englisch)
https://www.youtube.com/watch?v=KouHZUNmbVM

Aktuelle Ärzteliste

Google Maps: Liste der Ärzte, die nach dem Coimbraprotokoll behandeln, wird ständig aktualisiert:
https://www.google.com/maps/d/viewer?hl=en_US&app=mp&mid=-zK5He46-QQkM.kqPyJ2IosRyU

Quellen

1 Dr. Cicero Galli Coimbra, Abteilung für Neurologie und Neurochirurgie, Staatliche Universität São Paulo, Brasilien, Labor für klinische und experimentelle Pathophysiologie

2 IOM (Institute of Medicine): »Dietary Reference Intakes for Calcium and Vitamin D«, in: *The National Academies Press*, Washington, D. C., 2011

3 Smith, Philip: »Michael F. Holick, PhD, MD. The Pioneer of Vitamin D Research«, in: *Life Extension Magazine*, September 2010

4 Passwater, Richard: »New Research on Vitamin D, Part 3: The Safety of Vitamin D. An Interview with John J. Cannell, MD«, in: *WholeFoods Magazine*, Juli 2011

5 Nunes, Branca: »Cícero Galli Coimbra, o médico que trata a esclerose múltipla sem remédio«, in: *Veja*, 25. Juni 2014

6 Burton, Jodie: »Is Vitamin D a Ray of Hope for Patients With MS?«, in: *Neurology Reviews* 7;1 7.7, 2009, S. 1–16

7 Laino, Charlene: »High Doses of Vitamin D Cut MS Relapses«, in: *WebMD Health News*, 28. April 2009, entnommen von der Seite http://www.webmd.com/multiple-sclerosis/news/20090428/high-doses-vitamin-d-cut-ms-relapses

8 Mok, Chi Chiu; Birmingham, Daniel; Rovin, Brad H.: »Vitamin D Deficiency As Marker for Disease Activity and Organ Damage in Systemic Lupus Erythematosus: A Comparison with Anti-dsDNA and Anti-C1q«, in: *Arthritis Rheuma* 63/10, 2011, S. 2276

9 Finamor, Danilo C; Sinigaglia-Coimbra, Rita; Neves, Luiz C. M.; Gutierrez, Marcia; Jeferson, J. Silva; Torres, Lucas D.; Surano, Fernanda; Neto, Domingos J.; Novo, Neil F.; Juliano, Yara; Lopes, Antonio C.; »A pilot study assessing the effect of prolonged administration of high daily doses of vitamin D on the clinical course of vitiligo and psoriasis«, in: *Dermato-Endocrinology 5/1*, 2013, S. 222–234

10 Mokry, Lauren E.; Ross, Stephanie; Ahmad, Omar S.; Forgetta, Vincenzo; Smith, George D.; Leong, Aaron; Greenwood, Celia M. T.; Thanassoulis, George; Richards, J. Brent: »Vitamin D and Risk of Multiple Sclerosis: A Mendelian Randomization Study«, in: *PLOS Journal*, 25. August 2015. DOI: 10.1371/journal.pmed.1001866

11 https://www.theguardian.com/society/2015/aug/25/lack-vitamin-d-cause-multiple-sclerosis-study

12 Wahls, Terry: *The Wahls Protocol.* New York: Avery, 2014

13 Mowry, E. M; Pelletier, D; Gao, Z; Howell, M. D; Zamvil, S. S; Waubant, E.: »Vitamin D in clinically isolated syndrome: evidence for possible Neuroprotection«, in: *European Journal of Neurology*, 31. Oktober 2015. DOI: 10.1111/ene.12844

14 Wright, Jonathan: *Why stomach acid is good for you.* New York: M. Evans, 2001

15 Nouri, Mehrnaz; Bredberg, Anders; Weström, Björn; Lavasani, Shahram: »Intestinal Barrier Dysfunction Develops at the Onset of Experimental Autoimmune Encephalomyelitis, and Can Be Induced by Adoptive Transfer of Auto-Reactive T Cells«, in: *PLOS One*, September 2014. DOI: 10.1371/journal.pone.0106335

16 Wright, Jonathan; Lenard, Lane: *How Low Stomach Acid Can Make You Sick: The Bacteria-Cancer Connection. Why Stomach Acid Is Good For You.* New York: M. Evans, 2001, S. 121 ff

17 Boggild, Mike; Palace, Jack; Barton, Pelham; Ben-Shlomo, Yoav; Bregenzer, Thomas; Dobson, Charles; Gray, Richard: »Multiple sclerosis risk sharing scheme: two year results of clinical cohort study with historical comparator«, in: *BMJ*, 2009, 339:b4677

Ebers, G; Traboulsee, A; Li, D; et al.: »Analysis of clinical outcomes according to original treatment groups 16 years after the pivotal IFNB-1b trial«, in: *Journal of Neurology, Neurosurgery, and Psychiatry 81/8*, 2010, S. 907–912

Veugelers, P. J.; Fisk, J. D.; Brown, M. G.; Stadnyk, K.; Sketris, I. S.; Murray, T. J.; Bhan, V.: »Disease progression among multiple sclerosis patients before and during a disease-modifying drug program: a longitudinal population-based evaluation«, in: *Multiple Sclerosis* 15/11, 2009, S. 1286–1294

18 Boggild, Mike; Palace, Jack; Barton, Pelham; Ben-Shlomo, Yoav; Bregenzer, Thomas; Dobson, Charles; Gray, Richard: »Multiple sclerosis risk sharing scheme: two year results of clinical cohort study with historical comparator«, in: *BMJ*, 2009, 339:b4677

19 Woods, Alissa: »A Step Toward Multiple Sclerosis Treatment? Phase 2 ANTI-LINGO-1 Results Announced«, in: *Multiple Sclerosis News Today*. 13. Januar 2015, entnommen aus http://multiplesclerosisnewstoday.com/2015/01/13/a-step-toward-multiple-sclerosis-treatment-phase-2-anti-lingo-1-results-announced/

20 Franklin, Robin; Kohlhaas, Susan: »Vitamin D could repair nerve damage in multiple sclerosis, study suggests«. University of Cambridge, 7. Dezember 2015, entnommen aus https://www.cam.ac.uk/research/news/vitamin-d-could-repair-nerve-damage-in-multiple-sclerosis-study-suggests

21 Cunha, Daniel: »Vitamina D – Por Uma Outra Terapia«. YouTube-Video, 11. April 2012 (aufgerufen am 18. Dezember 2015)

Stichwortverzeichnis

Über die Autorin

Ana Claudia Domene war 40 Jahre alt, als bei ihr Multiple Sklerose diagnostiziert wurde. Auf der Suche nach Alternativen zu den konventionellen Behandlungsmethoden stieß sie auf das Coimbraprotokoll von Dr. Cicero Galli Coimbra, mit dem sie ihre Erkrankung nun seit mehr als zehn Jahren erfolgreich in Remission hält. Ihre Erfahrungen damit hat sie in diesem Buch festgehalten, das bereits in mehrere Sprachen übersetzt wurde. Ana Claudia lebt und arbeitet in New Mexico, USA. In ihrer Freizeit setzt sie sich dafür ein, das Coimbraprotokoll weltweit bekannt zu machen und andere Betroffene darüber zu informieren.

Dank

Ich danke meinem Ehemann Robert für seine unerschütterliche Unterstützung und unsere liebevolle Partnerschaft. Großer Dank geht an die Mitglieder der MS-Diskussionsforen, denen ich angehöre. Ihr habt mir mit euren umfangreichen Erfahrungen geholfen, als ich noch keine hatte, und steht mir auch jetzt noch mit Wissen und Freundschaft zur Seite. Besonders danke ich den Patienten, die mir ihre Erfahrungsberichte zur Veröffentlichung in diesem Buch zusandten. Mögen eure Worte möglichst viele Menschen erreichen. Und aus tiefstem Herzen danke ich Dr. Cicero Galli Coimbra dafür, dass er den Mut hat, das Wohlergehen seiner Patienten vor alle anderen Interessen zu stellen – und mir mein Leben zurückgab.

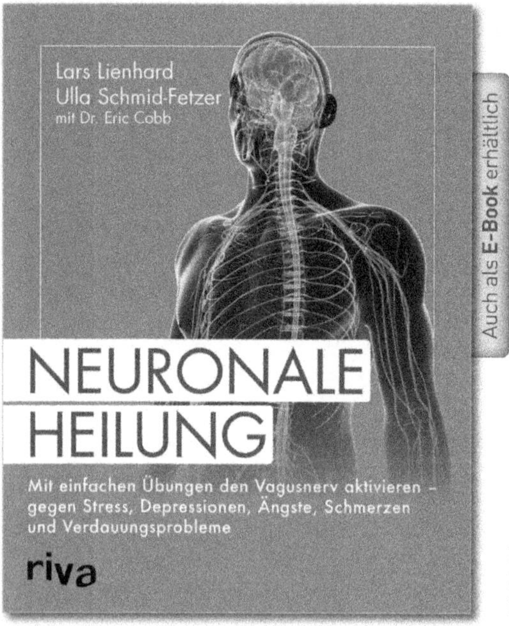

320 Seiten
24,99 € (D) | 25,90 € (A)
ISBN 978-3-7423-1134-4

Lars Lienhard
Ulla Schmid-Fetzer
Dr. Eric Cobb

Neuronale Heilung

Mit einfachen Übungen den Vagusnerv aktivieren – gegen Stress, Depressionen, Ängste, Schmerzen und Verdauungsprobleme

Ganz einfach die körperliche, geistige und emotionale Gesundheit verbessern? Lars Lienhard und Ulla Schmid-Fetzer, die führenden Experten für neurozentriertes Training in Europa, zeigen wie Gehirn und Nervensystem sämtliche Prozesse im Körper kontrollieren und durch Übungen unterstützt werden können. Eine zentrale Rolle spielt dabei der Vagusnerv, der an der Regulation fast aller Organe beteiligt ist und einen großen Einfluss auf Gesundheit und Wohlbefinden hat. Gemeinsam mit der Inselrinde, einem Hirnareal, in dem Informationen aus dem Körperinneren mit Sinneseindrücken abgeglichen werden, bildet er die Grundlage unserer Selbstwahrnehmung. Durch gezieltes Training des Vagusnervs und der neuronalen Komponenten unserer inneren Wahrnehmung können Depressionen, Ängste, Verdauungsprobleme, aber auch Schmerzen, Bewegungsstörungen und Stresssymptome einfach und effektiv selbst behandelt werden.

riva